Patricia Kaulfuß (Hrsg.)

Verhaltensprobleme bei der Katze

Patricia Kaulfuß (Hrsg.)

Verhaltensprobleme bei der Katze

Von den Grundlagen bis zum Management

Mit Beiträgen von

Dorothea Döring
Patricia Kaulfuß
Waltraud Nüßlein
Kerstin Röhrs
Sabine Schroll
Daniela Zurr

Mit 72 Abbildungen und 6 Tabellen

schlütersche

Bibliografische Information der Deutschen Nationalbibliothek
Die Deutsche Nationalbibliothek verzeichnet diese Publikation in der Deutschen Nationalbibliografie; detaillierte bibliografische Daten sind im Internet über http://dnb.ddb.de/ abrufbar.

ISBN 978-3-89993-974-3 (print)
ISBN 978-3-8426-8915-2 (PDF)

Herausgeberin
Dr. med. vet. Patricia Kaulfuß
Tierarztpraxis Rheinallee
Rheinallee 19
55118 Mainz
kleintierpraxis-rheinallee@gmx.de
www.kleintierpraxis-rheinallee.de

Projektleitung: Sabine Poppe, Hannover
Lektorat: Martina Kunze, Ehringshausen
Gesamtherstellung: Schlütersche Verlagsgesellschaft mbH & Co. KG, Hannover
Umschlagabbildung: Helios by Hetizia – stock.adobe.com
Druck und Bindung: Westermann Druck Zwickau GmbH, Zwickau

Inhaltsverzeichnis

ZUSATZMATERIAL ONLINE

Die Autorinnen haben Infoblätter zur Weitergabe an Patientenbesitzer zusammengestellt. Sie finden diese zum Download auf tfa-wissen.de unter folgendem Link:
www.tfa-wissen.de/download_9743_kaulfuss

Vorwort

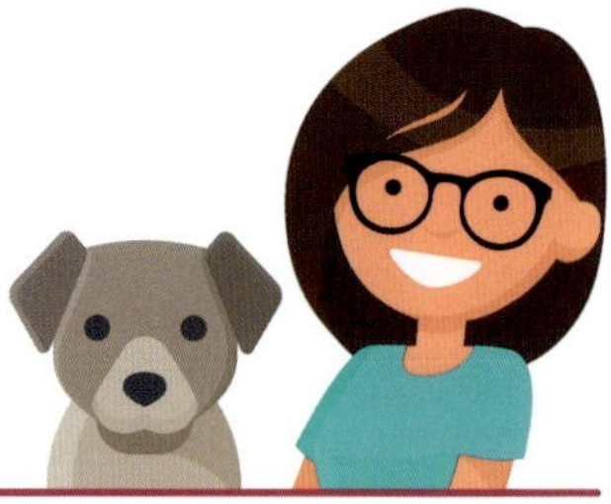

„Wenn Du das Verhalten Deines Tieres ändern willst, musst Du zuerst Dich selbst verändern."

Liebe Leserinnen und Leser,

während sich bei verhaltensauffälligen Hunden Verhaltensberater, Tierpsychologen und Hundetrainer den Rang ablaufen, ist bei der Katze die Tierarztpraxis oftmals die einzige Anlaufstelle, von der sich die Besitzer Hilfe versprechen, wenn es zu Problemverhalten kommt. Aus Erfahrung weiß ich, dass in vielen Tierarztpraxen dann als erster Kontakt am Telefon oder bei der Anmeldung die Tiermedizinische Fachangestellte (TFA) im Vordergrund steht. Zudem haben Tierärzte während der Sprechstunde bei vollen Wartezimmern oftmals auch nicht die Möglichkeit, sich im Detail mit Verhaltensproblemen auseinanderzusetzen, was dazu führt, dass es wieder den „Helferinnen" übertragen wird, die Besitzer zu beraten. Aber woher soll die TFA das Wissen haben, kompetent zu beraten? Damit war die Idee für dieses Buch geboren.

Auf der Suche nach den passenden Autoren bin ich jedoch auch auf Kritik seitens der Kollegenschaft gestoßen, welche bei Problemverhalten auf eine autorisierte Tierverhaltenstherapie von Fachtierärzten verweisen. Dies hat sicherlich durchaus seine Berechtigung. Insbesondere bei weitreichenden Verhaltensproblemen oder gar Verhaltensstörungen im psychiatrischen Sinne, sollte dies den Kollegen mit Zusatzbezeichnung

Verhaltenstherapie überstellt werden. Jedoch hat nicht jeder Patientenbesitzer das Interesse oder die Geduld, eine Verhaltenstherapie konsequent durchzuführen. Auch schrecken viele Leute aus Kostengründen davor zurück, einen Tierverhaltenstherapeuten zu Rate zu ziehen. Als Konsequenz daraus resultiert, dass sich betroffene Personen in Internetportalen tummeln, wo jeder „Experte" seine Meinung zu einem Problem frei äußern und Ratschläge erteilen kann, egal ob diese qualifiziert sind oder nicht. Fehler zum Schaden der Tiere sind somit vorprogrammiert. Ist es da nicht besser, einen Ratgeber herauszubringen, welcher allen Interessierten eine Möglichkeit bietet, sich sachkundig über die Grundlagen von Problemverhalten bei der Katze zu informieren und Patientenbesitzer wenigstens bei ersten Lösungsansätzen kompetent zu beraten? Nicht nur TFAs, sondern auch Tierpfleger in Tierheimen, Betreiber von Tierpensionen, Betreuer/Pflegestellen aus dem Tierschutzbereich und nicht zuletzt auch die Tierärzte könnten davon profitieren. Zum Wohle der Tiere!

Mein besonderer Dank gilt an dieser Stelle den Autorinnen, die zum Gelingen dieses Werkes beigetragen haben, sowie Frau Sabine Poppe, der Projektleiterin der Schlüterschen Verlagsgesellschaft, und Frau Martina Kunze, der Lektorin, für die immer freundliche und äußerst geduldige Betreuung. Des Weiteren möchte ich mich auch bei allen Vier- und Zweibeinern für die vielen schönen Fotoaufnahmen bedanken, die das geschriebene Wort vielfach untermauern. Insbesondere danke ich auch Frau Dr. Dorothea Döring, welche die eine oder andere Fotolücke noch mit hervorragenden Zeichnungen füllen konnte.

Ein letztes großes Dankeschön geht auch an meine „Helferinnen", die ebenso wie tausende ihrer Kolleginnen uns Tierärzten tagtäglich „den Rücken frei halten", und schließlich an meinen Mann, ohne dessen Verständnis und Unterstützung ich dieses Projekt nie zustande gebracht hätte. Ihnen sei dieses Buch gewidmet.

Mainz, im Sommer 2018

Patricia Kaulfuß

1 Die Entwicklung von Kitten

Sabine Schroll

1.1 Allgemeine Einführung

Die individuelle Entwicklung eines Kittens beginnt bereits während der Trächtigkeit und verläuft besonders in den ersten Lebenswochen ausgesprochen rasch. Innerhalb weniger Wochen wächst ein blindes, taubes und hilfloses Kitten (▶ Abb. 1-1) zu einer selbstständigen Katze heran. Diese Lebensphase hat **größte Bedeutung** und hinterlässt Spuren für das gesamte weitere Leben der erwachsenen Katze. Nie wieder lernt eine Katze in so kurzer Zeit so schnell und so einfach.

Es ist daher sehr wichtig, den zukünftigen Katzenbesitzer nach Möglichkeit schon vor der Auswahl eines Kittens über die große Bedeutung dieser Lebensphase aufzuklären. In manchen Fällen kann wenigstens dieser Entwicklungsprozess eine Erklärung für gewisse Limitationen im Therapieprozess sein und bei der Prognose helfen.

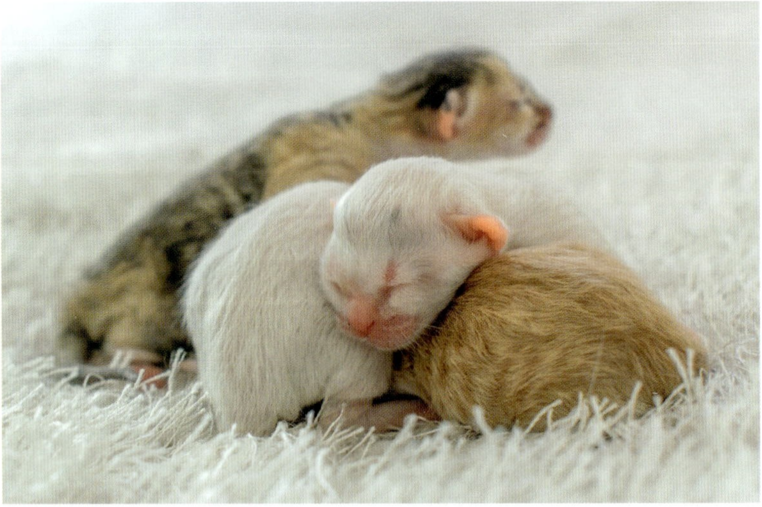

Abb. 1-1 Junge Katzen kommen blind, taub und vollkommen hilflos zur Welt.

1.2 Entwicklungsstadien

Die Entwicklung eines Kittens wird in Phasen eingeteilt, die durch biologische Prozesse bestimmt werden:

- **Pränatale Phase:** Während der Trächtigkeit werden die Kitten durch die emotionale Verfassung der Kätzin – z. B. Stress oder Angst – beeinflusst. Länger andauernder Stress oder dauernde Angst der Mutter wirken sich nachteilig auf die Entwicklung der hormonellen Stressachse bei den Kitten aus. Auch durch Mangelernährung können lebenslange Defizite entstehen, die sich durch sogenannte **epigenetische Effekte** sogar auf weitere Generationen nachteilig auswirken.
- **Neugeborenenphase:** In der Phase ab der Geburt bis zum Öffnen der Augen und Ohren sind die Kitten vollständig von ihrer Mutter abhängig. Nur die Wahrnehmung von Pheromonen, der Geruchs- und der Geschmackssinn sind bereits recht gut entwickelt. Die Kitten brauchen aber Wärme und regelmäßiges Putzen durch die Mutter, um Kot und Harn abzusetzen.

- **Sozialisationsphase:** Sobald die Kitten sehen, hören, riechen, schmecken, tasten können und gehen lernen, beginnt die Sozialisationsphase. Alle Reize, die auf das Kitten einwirken, tragen entscheidend zur weiteren Entwicklung bei (▶ Abb. 1-2).
- **Pubertät:** Mit sechs Monaten, manchmal auch schon früher, beginnt mit der Pubertät der stetige Übergang ins Erwachsenenalter. Junge Kater können im Spiel sehr grob werden und sexuell motivierte Verhaltensweisen zeigen. Bei jungen Kätzinnen ist die erste Rolligkeit ein deutliches Zeichen für die Pubertät. In dieser Lebensphase sind die Jungkatzen ausgesprochen aktiv und lernfreudig.

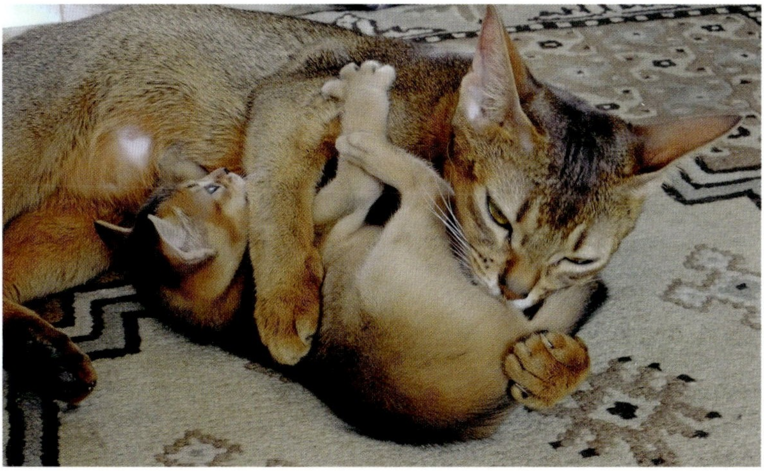

Abb. 1-2 Sozial kompetente Katzenmütter erziehen ihre Kitten sehr gründlich.

1.3 Sozialisation und Habituation

Die **Sozialisation** ist eine sensible Phase, in der Kitten besonders schnell lernen und das Erlernte langfristigen Einfluss darauf hat, wie eine Katze die Welt und ihre Sozialpartner sieht.

Kitten sollen während der Sozialisation nicht nur ihre eigene Art Katze kennenlernen, sondern auch auf andere Arten wie Hunde oder

Menschen sozialisiert werden. Nur in dieser Lebensphase lernt ein Kitten, dass auch der Mensch oder Hund Sozialpartner sind, denen es vertrauen kann und von denen es nicht befürchten muss, als Beute gefressen zu werden.

Für kleinere Haustiere wie Meerschweinchen oder Kaninchen gilt umgekehrt, dass sie von der Katze als Beutetiere angesehen werden. Durch Sozialisation kann sich eine individuelle Beziehung zwischen eigentlicher Beute und Katze entwickeln. Diese wird jedoch nicht auf die gesamte Art generalisiert.

BEACHTE

Katzen, die mit dem Menschen zusammenleben, müssen auch auf den Menschen intensiv sozialisiert werden (▶ Abb. 1-3). Für die Sozialisation auf den Menschen gibt es ein begrenztes Zeitfenster zwischen der zweiten und siebten Lebenswoche. Kitten müssen in dieser Zeit täglich für ungefähr eine Stunde mit verschiedenen Menschen freundlichen Kontakt haben.

Nach dieser begrenzten Phase lernen Katzen meistens nur noch, eine Beziehung zu einigen wenigen Menschen aufzubauen, alle anderen Menschen werden als Bedrohung angesehen. Es gibt seltene Ausnahmen, wo Katzen auch nach diesen, durch Untersuchungen festgestellten, Zeiträumen sozialisiert werden können.

Bei der **Habituation** entwickelt das Kitten einen Referenzrahmen für seine Umwelt. Mit dem Funktionieren der Sinnesorgane aktiviert jeder Reiz, jedes Erlebnis in der Umwelt die Gehirnentwicklung. Das bedeutet, je mehr ein Kitten in dieser Lebensphase erlebt, desto besser entwickelt sich sein Gehirn. Alle erlebten Geräusche, Gerüche, Futterarten, Spielzeug, Substrate an Ausscheidungsorten, optische Reize, Aktivitäten, Umweltstrukturen etc. fügen sich zu einem Weltbild der Katze zusammen. Alles, was sich innerhalb dieses Referenzrahmens befindet, wird die erwachsene Katze späterhin als normal in ihrem Alltag

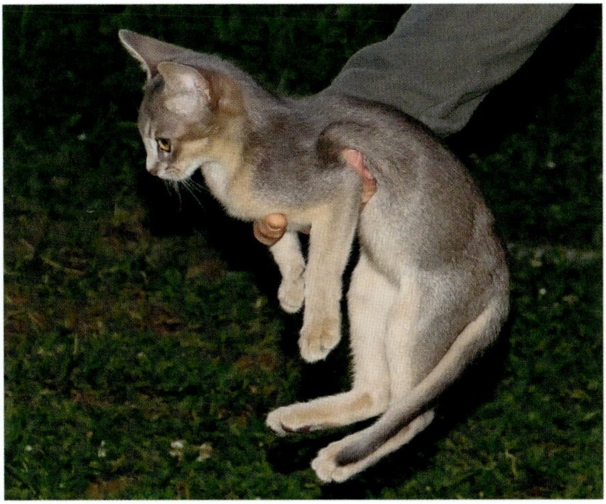

Abb. 1-3 Durch regelmäßigen freundlichen Kontakt mit verschiedenen Menschen ab der zweiten Woche werden Kitten sozialisiert und lernen Vertrauen, z. B. beim Hochheben.

empfinden, alles was sich außerhalb davon befindet, kann potenzielle Gefahr bedeuten.

Daraus ergeben sich insbesondere dann Probleme, wenn sich die Lebensumwelt eines Kittens dramatisch verändert – z. B. von der abwechslungsreichen Kindheit unter Freilaufbedingungen in eine reizarme Wohnungshaltung oder vom ruhigen Singlehaushalt in die turbulente Patchwork-Familie.

Zahlreiche Katzen leiden unter chronischen **Angststörungen**, weil sie für ihre aktuellen Lebensbedingungen nicht ausreichend sozialisiert und habituiert sind (▸ Kap. 5).

Junge Katzen sollten nach Möglichkeit unter möglichst ähnlichen Lebensbedingungen aufgewachsen sein, wie sie an ihrem zukünftigen Platz gegeben sind.

BEACHTE

Je mehr ein Kitten erlebt hat, desto weiter ist sein Horizont und desto besser kann es mit veränderten Lebensbedingungen umgehen (▸ Abb. 1-4).

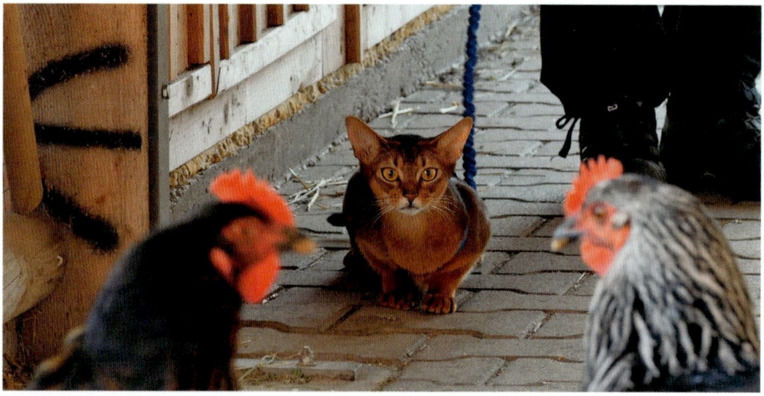

Abb. 1-4 Je abwechslungsreicher eine Jungkatze aufwächst, desto flexibler kann sie später mit Veränderungen in ihrem Leben fertig werden.

1.4 Präventionsmaßnahmen

Präventionsmaßnahmen während der Entwicklungsphase sind in mehrfacher Hinsicht denkbar, wenn auch nicht immer realistisch durchführbar:

- Im Rahmen von Katzenzucht oder kontrollierter Katzenhaltung wäre es sinnvoll, nur Elterntiere in der Zucht einzusetzen, die psychisch und körperlich gesund sind sowie ausreichend soziale Kompetenz haben, Kitten zu erziehen. Die Versorgung mit allen wichtigen Nährstoffen und optimale Haltungsbedingungen sollten gegeben sein.
- Kitten sollten ab dem ersten Tag, auf jeden Fall aber spätestens ab der zweiten Lebenswoche, täglich mindestens eine Stunde freundlich und von verschiedenen Menschen (Männer, Frauen, Jugendliche, Kinder) berührt, gestreichelt, hochgehoben und bespielt werden. Kleine Kinder sollen nur unter Aufsicht mit Kitten spielen, um das Risiko negativer Erfahrungen zu mindern.
- Mutterlose Kitten sollten, wann immer möglich, an eine Amme vermittelt werden. Kontakt mit und Erziehung durch erwachsene, soziale kompetente Katzen sind wichtig und der beste Weg, späteren Verhaltensstörungen vorzubeugen.

- Kitten sollten ähnlich wie Welpen möglichst viele verschiedene Umweltreize unter positiven Bedingungen kennenlernen.
- Zukünftige Katzenbesitzer sollten proaktiv dahingehend beraten werden, dass sie bei der Auswahl eines Kittens oder einer Katze auch ganz besonders auf die Aufzuchtbedingungen und Lebensumstände achten.
- Der Katzen-Kindergarten ist ähnlich wie die Welpen-Spielgruppe ein Sozialisations- und Erziehungsprogramm, in dem Kitten und ihre Besitzer die wichtigsten Fähigkeiten für ein harmonisches Zusammenleben lernen.

BEACHTE

Je ähnlicher das bisherige Lebensumfeld der Katze dem eigenen ist, desto besser sind die Voraussetzungen für eine harmonische Beziehung und ein stressfreies Zusammenleben.

Katzen mit mangelhafter oder fehlender Sozialisation und Habituation sind für das enge Zusammenleben mit Menschen nicht gut geeignet. Diese Katzen sind zumeist wenig flexibel und anspruchsvoll in ihrer Haltung. Auf jeden Fall müssen ihnen von Anfang an geeignete Rückzugszonen zur Verfügung stehen. Auch in Bezug auf die Qualität der Katzentoiletten können diese Katzen hohe Ansprüche stellen (▶ Kap. 3.2, ▶ Kap. 5).

Falls mangelhaft sozialisierte Katzen übernommen werden, sollten therapeutische Maßnahmen möglichst frühzeitig beginnen (▶ Kap. 2).

Ein Infoblatt über Präventionsmaßnahmen zur Weitergabe an den Besitzer finden Sie auf tfa-wissen.de unter: svg.to/praevention

1.5 Kleiner Erziehungsratgeber

Immer noch sind viele Katzenbesitzer der Meinung, Katzen ließen sich nicht erziehen. Mit der richtigen Technik und Einstellung lassen sich Katzen jedoch sehr gut erziehen! Sie lernen ausgesprochen schnell – gleichzeitig ein Vor- und Nachteil bei der Erziehung.

1.5.1 Einleitung

Erziehen bedeutet, eine Katze zu lehren, ihren Horizont und ihre Möglichkeiten zu erweitern, ihr lebenswichtige Kompetenzen beizubringen, die das Zusammenleben mit dem Menschen leichter machen.

Zu diesen grundlegenden Kompetenzen – oder **Life Skills** – gehören:

- vom und mit dem Menschen lernen
- Wünsche und Bedürfnisse so äußern, dass sie verstanden werden
- in eine Transportbox einsteigen
- Tabletten eingeben lassen
- Handling und einfache Manipulationen wie Kämmen, Zähne putzen etc. tolerieren
- tierärztliche Untersuchung zulassen
- Frustrationstoleranz
- Neugier und Aufgeschlossenheit
- soziale Kompetenz im Umgang mit anderen Katzen

Erziehung einer Katze bedeutet hingegen nicht, dass sie in perfektem Gehorsam Befehle ausführt und bestimmte arttypische Verhaltensweisen nicht mehr zeigen wird.

Von Katzen wird behauptet, dass man sie nicht erziehen kann. Und weil es angeblich nicht geht, versuchen es viele noch nicht einmal – mit dem Ergebnis, dass Katzen unterstellt wird, sie würden ihr eigenes Leben führen und wären unzugänglich. Möglicherweise liegt es gar nicht an der Katze?

1.5.2 Rahmenbedingungen schaffen

Eine wesentliche Grundlage für die gut erzogene Katze sind Rahmenbedingungen, die ihr das Bravsein ermöglichen. Das bedeutet, dass alle für die Katze wichtigen und arttypischen Verhaltensweisen wie Kratzmarkieren, zahlreiche kleine und zeitaufwendige Mahlzeiten (Arbeitsessen), interaktives Spiel oder ausreichend attraktive Katzentoiletten geboten werden sollten (▶ Abb. 1-5, ▶ Kap. 3).

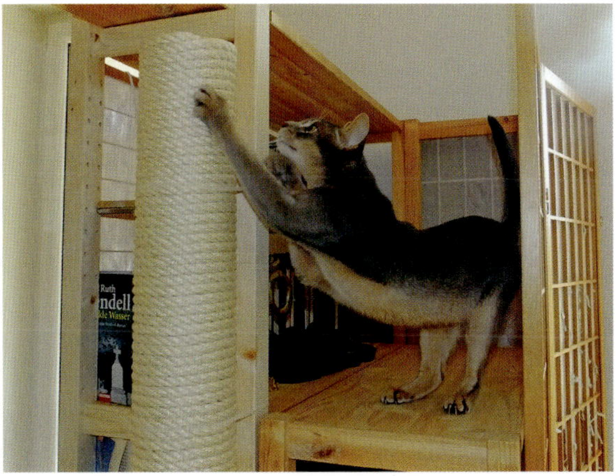

Abb. 1-5
Katzen brauchen die Möglichkeit, arttypisches Verhalten zu zeigen wie Klettern, Kratzmarkieren und Verstecken.

> Auch mit der besten Erziehung bleibt eine Katze immer noch eine Katze und wird Katzenverhalten zeigen! Vielen Besitzern scheint dies nicht immer klar zu sein.

1.5.3 Erziehungsprinzipien

Einer der Gründe für mangelnde Erziehungserfolge ist die falsche Technik. Katzen lassen sich nicht mit Strafe erziehen – sie lernen dadurch, Verhalten nur noch zu zeigen, wenn sie unbeobachtet sind; verstecken sich oder verteidigen sich gegen Bedrohung durch den Menschen.

BEACHTE
Strafe enthält keine Information und ist kein geeignetes Erziehungsprinzip für die Katze. Strafe beschädigt vielfach die Beziehung zum Menschen und kann Angst auslösen.
Am besten ganz früh – sobald die Katze eingezogen ist – mit der Erziehung beginnen!

Erziehung über positives Feedback, z. B. mit Clickertraining (▶ Kap. 2), funktioniert hingegen bei der Katze hervorragend.

Insbesondere junge Katzen sind sehr leicht mit Futter und Spiel zu motivieren. Je älter und erfahrener einer Katze ist, desto größer kann die Herausforderung bei der Erziehung werden.

1.5.4 Erste Übungen

Mit zwei einfachen Übungen kann der Grundstein für alle weiteren Erziehungsschritte gelegt werden. Das Kitten (oder auch die erwachsene Katze) lernt mit diesen Übungen, dass es vom Menschen etwas zu lernen gibt und dass sich Kooperation auszahlt.

Nasentarget

Man hält einem Kitten den Zeigerfinger rund 5 cm vor die Nase und wartet, bis es dranstupst (▶ Abb. 1-6). In dem Moment macht man einen leisen Zungenschnalzer und gibt ihm eine Belohnung. Nach drei bis fünf Wiederholungen gibt es eine Pause.

Mit dieser Übung lernt das Kitten den Zusammenhang von Click und Belohnung und eine Handlung, nämlich den Zeigefinger mit der Nase zu berühren.

Aus dem Zeigefinger wird somit ein Ziel, mit dem man das Kitten an erwünschte Orte oder Positionen ziehen kann.

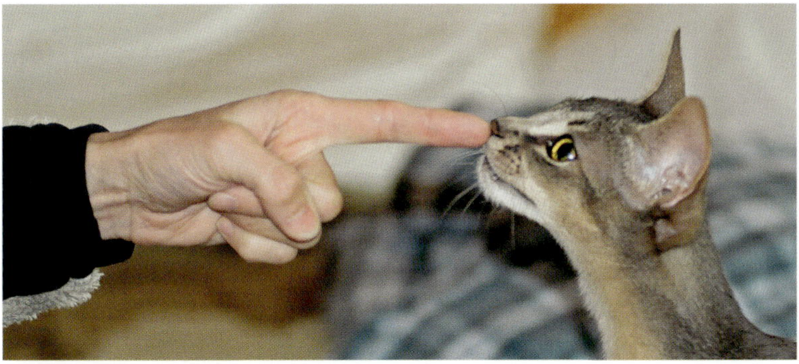

Abb. 1-6 Eine einfache Übung: mit der Nase an den Finger stupsen – Click und Belohnung!

Sitzplatztarget

Man stellt eine kleine Schachtel auf den Boden oder bietet eine kleine Decke als Sitzplatz an. Die meisten Kitten werden dieses Angebot neugierig annehmen oder lassen sich mit dem Nasentarget hinziehen (► Abb. 1-7). Sobald das Kitten die Decke oder Schachtel betritt, bekommt es einen Click und eine Belohnung.

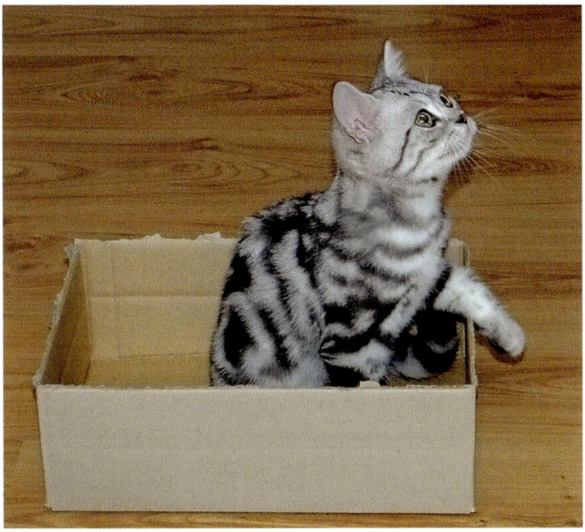

Abb. 1-7 Eine kleine Schachtel oder eine Decke eignen sich hervorragend für die Sitzplatztarget-Übung.

Startboxspiel

Das Einsteigen in die Transportbox lässt sich spielerisch trainieren. Man setzt das Kitten in die Box, versperrt ihm mit der Hand (▶ Abb. 1-8a) oder der angelehnten Tür den Ausgang. Nach einer Sekunde Wartezeit bekommt die Katze einen Click (optional) und darf direkt aus der nunmehr Startbox in ein Spiel mit einem Federbüschel oder einer Spielangel starten (▶ Abb. 1-8b).

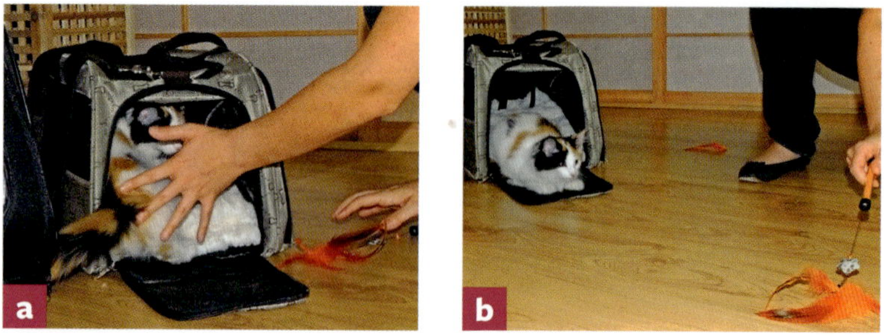

Abb. 1-8 Freiwilliges Einsteigen in die Transportbox lernen Kitten beim Startboxspiel.

a Das Kitten wird in die Transportbox gesetzt und anschließend der Ausgang versperrt.

b Nach einer Sekunde Wartezeit darf das Kitten direkt aus der „Startbox" ein Spiel beginnen, z. B. mit einem Federbüschel.

1.5.5 Wichtige Übungen für den Alltag

Wenn Kitten einmal das Prinzip des Lernens über positives Feedback von und mit Menschen verstanden haben, lernen sie sehr schnell.

Im Grunde lernen sie die meisten Dinge auch von alleine, aber es gibt einige Übungen, die nicht auf dem automatischen Lernprogramm junger Katzen stehen. Dazu gehören alle Manipulationen wie Hochheben, Stillsitzen, Kämmen, Krallen schneiden, Zähne putzen oder Tabletten eingeben. Alle diese Maßnahmen sind ein ganzes Leben lang wichtig für die Pflege und Betreuung einer Katze – und Katzen lernen sie nicht unbedingt von sich aus!

Begrenztes Sitzen

Die Grundlage aller weiteren Übungen ist begrenztes Sitzen (▶ Abb. 1-9). Ein Kitten wird mit den Händen vorne an der Brust und oberhalb der Schwanzwurzel begrenzt, aber nicht völlig fixiert. Für eine Sekunde Stillhalten bekommt es einen Click (optional), seine Freiheit und einen Leckerbissen oder ein Spiel. Nach und nach wird der Zeitraum verlängert und die Begrenzung reduziert, bis die Jungkatze alleine stillhält.

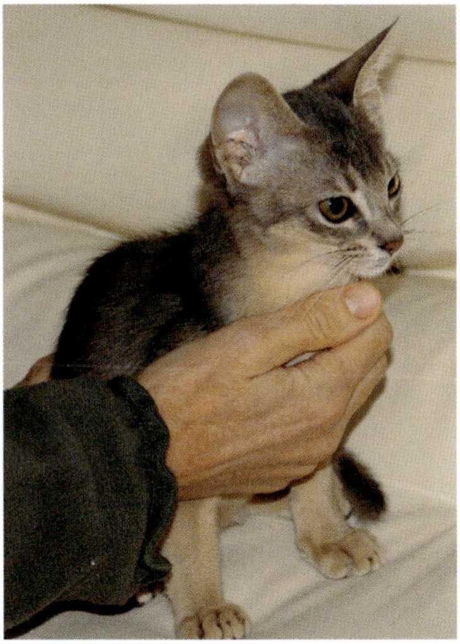

Abb. 1-9 Begrenztes Sitzen – die Grundlage aller weiteren Übungen.

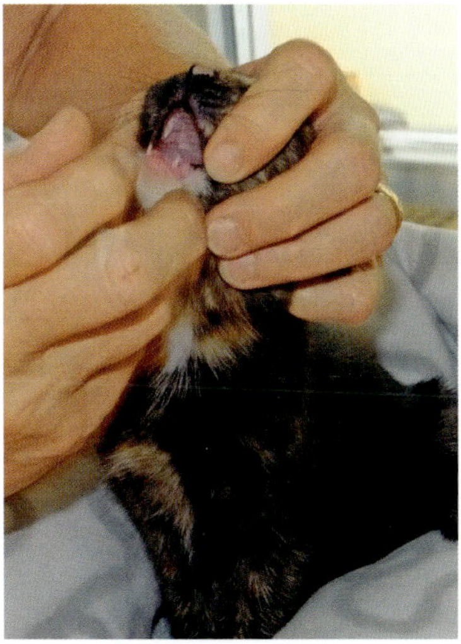

Abb. 1-10 Tabletten eingeben wird für Kitten zum lustigen Spiel mit Leckerbissen.

Tabletten eingeben

Tabletten eingeben lernt ein Kitten, nachdem es schon Stillsitzen kann. Es bekommt spielerisch kleine Leckerbissen als Tabletten-Dummys zu schlucken (▶ Abb. 1-10). Bei dieser Übung ist Vorsicht geboten: **Das Kitten sollte nicht durch allzu häufige Wiederholungen überfordert und nie mit den Fingern im Mund manipuliert werden.**

1.5.6 Das soll die Katze nicht tun …!

Trotz der Erziehung über positives Feedback taucht immer wieder die Frage auf: Was tun, wenn eine Katze etwas nicht tun soll?

BEACHTE

Erziehen kommt von ziehen und nicht von drücken!

Strafen oder Schimpfen sind keine geeigneten Maßnahmen, um Jungkatzen von lustigen oder leckeren Aktivitäten abzuhalten. Ein negatives Feedback als Maßnahme, damit die Katze etwas nicht tun soll, ist nicht zielführend, sondern nur wenn eine andere Aktivität gefördert wird, kann ein unerwünschtes Verhalten positiv beeinflusst werden.

Wann immer eine Katze ein Verhalten zeigt, das unerwünscht ist, gilt also:

- Motivation klären – warum tut die Katze das, was will sie oder braucht sie?
- alternative Möglichkeiten anbieten und die Katze dorthin ziehen, z. B. durch Heranrufen, Nasentarget oder Sitzplatztarget
- belohnen!
- konsequent bleiben

BEISPIEL

Eine Jungkatze soll nicht auf den Esstisch springen

Die wahrscheinlichste Motivation wird Hunger oder auch Neugier sein – es gilt also, dieses Bedürfnis der Katze an einem anderen Ort zu erfüllen:

- Man sollte der Katze in der Nähe des Esstischs einen Sitzplatz einrichten, der ihr gehört. An diesem Platz bekommt die Katze alle ihre Belohnungen sowie auch Zuwendung und Aufmerksamkeit.

- Wann immer die Katze auf den Tisch springen will – oder am besten schon, bevor sie springt –, ruft man sie an ihren Platz und gibt ihr einen Leckerbissen.
- Da auch Neugier eine wichtige Motivation ist, sind Überraschungseffekte an diesem Platz, z. B. gelegentlich versteckte oder besonders gute Leckerbissen, eine gute Strategie.

Diese Erziehungsmaßnahmen werden die Katze jedoch nicht davon abhalten, auf den Tisch zu springen, wenn sie alleine ist oder sich unbeobachtet fühlt.

Ein Infoblatt über Katzenerziehung zur Weitergabe an den Besitzer finden Sie auf tfa-wissen.de unter: svg.to/katzenerziehung

Zum Weiterlesen

Beaver V. B. Feline Behavior (1992): A Guide for Veterinarians. Saunders, Philadelphia.

Horwitz D, Mills D (Eds.) (2010): BSAVA Manual of Canine and Feline Behavioural Medicine. British Small Animal Veterinary Association, Gloucester.

Rhodan I, Heath S (2016): Feline Behavioral Health and Welfare.1. Aufl. Saunders, Philadelphia.

Schroll S (2017): Katzen-Kindergarten. Erfolgreiche Katzenerziehung ab dem ersten Tag. Norderstedt, BoD.

Seksel K (1999): Training your cat. A new approach to training your cat and protecting wildlife. Carlton, Australia: Hyland.

2 Trainingsmethoden zur Verhaltensmodifikation

Dorothea Döring

2.1 Allgemeine Einführung

Wichtige **grundsätzliche Ziele** der Verhaltenstherapie sind:

- das Problem **ursächlich** zu behandeln, statt nur die Symptome zu unterdrücken
- das Problem nicht nur kurzfristig, sondern **nachhaltig** zu lösen
- das Problem auf **tiergerechte**, gewalt- und schmerzfreie Art zu lösen

Es gibt viele **verschiedene Methoden** in der Verhaltenstherapie, um diese Ziele zu erreichen. Dazu zählen:

1. Abstellen der Ursache einschließlich Gewährleistung einer katzengerechten Haltung
2. tiergerechter Umgang mit der Katze sowie eine funktionierende Kommunikation zwischen Katze und Besitzer
3. Methoden der Verhaltensmodifikation
4. Managementmaßnahmen
5. sonstige unterstützende Maßnahmen (► Kap. 8)

Das Gewährleisten einer **katzengerechten Haltung** spielt in der Verhaltensberatung eine besonders wichtige Rolle. Dies betrifft z. B. Unsauberkeitsprobleme, die in der Verhaltenssprechstunde am häufigsten vorgestellt werden. Meistens liegt die Ursache darin, dass der Katze nicht ausreichend attraktive Toiletten zur Verfügung stehen. Wird hier Abhilfe geschaffen, ist das Problem schnell und nachhaltig gelöst. Ein weiteres Beispiel ist die Auslastung: Viele Verhaltensprobleme werden durch Unterstimulation (Langeweile) der Katze verursacht. Auch dieser Haltungsmangel lässt sich relativ einfach beheben (▶ Kap. 2.6).

Auch ein **katzengerechter Umgang** ist ein wichtiges Element der Verhaltensberatung. Viele Besitzer müssen darüber aufgeklärt werden, warum sich ihre Katze in unerwünschter Weise verhält und welche Rolle sie selbst dabei spielen, das Problem aufrechtzuerhalten oder es sogar durch ihre Reaktion noch zu verschlimmern. Das ist z. B. der Fall, wenn Besitzer falsche Bestrafungsmaßnahmen durchführen (▶ Kap. 2.2.3).

Kann man die Ursache des Problems nicht durch Maßnahmen der Kategorien 1. und 2. abstellen, kommen **Methoden der Verhaltensmodifikation** zum Einsatz. Das bedeutet, dass das Verhalten der Tiere durch Maßnahmen wie Training verändert wird. Dies ist z. B. besonders wichtig bei allen Problemen im Zusammenhang mit Angstverhalten. In der Verhaltenstherapie kommt meistens eine Kombination aus Desensibilisierung (▶ Kap. 2.4) und (klassischer) Gegenkonditionierung (▶ Kap. 2.5) zum Einsatz. Diese beiden Methoden ergänzen sich hervorragend und erzielen auf tiergerechte Art schnelle Erfolge. Die Methode der Habituation wird in manchen Fällen bei mild ausgeprägtem Angstverhalten verwendet. Methoden, die Angst oder Schmerzen verursachen, wie Reizüberflutung (Flooding) und Bestrafungsmaßnahmen, sind aus Tierschutzgründen abzulehnen.

Unter **Managementmaßnahmen** versteht man Maßnahmen, die das Problem nicht wirklich ursächlich lösen, mit deren Hilfe man aber besser mit dem Problem umgehen kann. Dazu gehören z. B. Schutzmaßnahmen wie die Haltung in getrennten Zimmern bei unverträglichen Katzen eines Haushaltes, das getrennte In-den-Garten-Lassen, das Einbauen einer Katzenklappe, das Aufstellen von Kindergittern, um Bereiche für die

Katze vor Kleinkindern zu schützen, das Herunterlassen der Rollläden an Silvester bei Katzen mit Furcht vor Knallgeräuschen usw.

Um die passende Therapie auszuwählen, ist es sehr wichtig, das Verhaltensproblem **genau zu diagnostizieren**. Man muss zum einen herausfinden, welche Motivation, Stimmung bzw. Ursache dem Problem zugrunde liegt (z. B. Angst, Stress), und zum anderen, welche konkreten Auslöser es gibt. Außerdem muss man das Ziel, das erreicht werden soll, genau kennen, um die entsprechende passende Vorgehensweise auswählen zu können (▶ Kap. 2.11).

BEACHTE

Eine **Kombination der Desensibilisierung** (▶ Kap. 2.4) **mit der Gegenkonditionierung** (▶ Kap. 2.5) eignet sich hervorragend, um zügige und sichere Erfolge zu erzielen. Diese Vorgehensweise ist tierschutzgerecht, da sie die Entspannung des Tieres fördert und weder Angst noch Schmerzen auslöst.

2.2 Belohnung und Bestrafung

Wichtige Grundsätze in Bezug auf Belohnung und Bestrafung im Rahmen der Verhaltenstherapie sind:

- Man sollte immer das erwünschte Verhalten belohnen.
- Unerwünschtes Verhalten sollte nicht belohnt werden. Man sollte sich immer die eigenen Reaktionen bewusst machen. Denn viele Menschen schenken Tieren gerade dann ihre Aufmerksamkeit, wenn diese unerwünschtes Verhalten zeigen.
- Unerwünschtes Verhalten sollte möglichst ins Leere gehen. Zur Not muss es (gewalt- und schmerzfrei) unterbrochen werden.
- Man sollte dem Tier klar und deutlich zeigen, was man von ihm möchte. Missverständnisse – zum Beispiel durch falsches „Timing“ – sollten vermieden werden.

- Statt das Tier für unerwünschtes Verhalten zu bestrafen, sollte ihm gezeigt werden, was es stattdessen tun soll. Das Alternativverhalten sollte belohnt werden.

BEACHTE

So lernen Katzen

- Katzen sind durchaus erziehbar. Dabei ist es wichtig, die Katzen so zu motivieren, dass sie gerne mitmachen (▶ Kap. 1).
- Katzen können in jedem Alter lernen. Man kann auch noch älteren Katzen etwas beibringen.
- Katzen lernen immer und überall und nicht nur, wenn man ihnen etwas beibringen möchte.
- Katzen verbinden nur Dinge miteinander, die fast gleichzeitig passieren. Die Einwirkung des Menschen muss daher möglichst gleichzeitig, d. h. innerhalb einer Sekunde erfolgen.

Angst und Stress hemmen das Lernvermögen. Daher sollten Strafen, die Angst oder Schmerzen erzeugen können, unbedingt unterlassen werden. Physische Strafen haben außerdem einige Risiken und „Nebenwirkungen" (▶ Kap. 2.2.3).

2.2.1 Konditionierung

Konditionierung leitet sich von dem lateinischen Wort *conditio* für „Bedingung" ab. Bei der Konditionierung wird ein Verhalten von einer Bedingung abhängig gemacht. Dies kann z. B. ein Kommando sein oder ein Geräusch wie das Knacken des Klickers.

Es gibt **zwei Formen** der Konditionierung:

1. die klassische Konditionierung
2. die instrumentelle (oder auch operante) Konditionierung

Klassische Konditionierung

Bei der klassischen Konditionierung wird ein Reflex oder Gefühl durch einen neuen Reiz ausgelöst. Der russische Forscher Pawlow hat dies in seinen Versuchen demonstriert: Hunde haben einen vermehrten Speichelfluss in Erwartung von Futter, wenn sie Futter sehen und riechen. Ertönt wiederholt kurz vor der Futtergabe eine Glocke, wird dieser neue Reiz (Glocke) mit der Fütterung verbunden, sodass der Hund schließlich bereits beim Glockenklang speichelt.

Beispiel für die klassische Konditionierung: Eine Katze wird mit Trockenfutter aus einer Pappverpackung gefüttert. Die Pappschachtel raschelt, wenn die Besitzerin das Futter in den Napf füllt. Die Katze lernt über klassische Konditionierung die Verbindung zwischen Rascheln und Futter. Bald wird sie bereits in die Küche rennen, wenn sie die Futterpackung rascheln hört, da sie Futter erwartet.

Am besten funktioniert die Verknüpfung zwischen Reiz (z. B. Geräusch) und Reflex/Gefühl, wenn der Reiz ganz kurz (ca. ½ Sekunde) vor der Futtergabe erfolgt.

Instrumentelle Konditionierung

Bei der instrumentellen Konditionierung wird dem Tier beigebracht, dass es bei einem Signal eine bestimmte Handlung ausführen muss, damit es eine Belohnung bekommt. Der Psychologe Skinner hat diese Lernform bei Laborratten demonstriert: Die Ratten mussten beim Aufleuchten einer Lampe (= Signal) eine Taste drücken (= Handlung), worauf sie Futter erhielten. Leuchtete die Lampe nicht, hatte der Tastendruck keine Belohnung zur Folge. In der Hundeerziehung ist diese Form des Lernens besonders etabliert. Die Kommandos „Sitz“, Platz“, „Hier“ usw. lernen die Tiere über die instrumentelle Konditionierung. Das Signal ist das Kommando, das Tier muss daraufhin eine bestimmte Handlung ausführen und erhält eine Belohnung.

Beispiel für instrumentelle Konditionierung: Die Katze Susi soll lernen, beim Hören des Kommandos „Susi hier“ zu kommen. Der Besitzer hockt sich hin und hält Futter in der Hand. Wenn Susi zu ihm läuft, sagt er „Susi hier“ und gibt ihr dann das Futter. Diese Übung muss er sehr häufig und an vielen unterschiedlichen Plätzen und in unterschiedlichen Situationen durchführen, bis Susi gelernt hat, dass sie auf dieses Kommando zu ihrem Besitzer kommen soll.

BEACHTE

Konditionierung kann über Belohnung oder Bestrafung erfolgen. Aus Tierschutzgründen sollte sie jedoch immer durch Belohnung erfolgen.

Clickertraining und Konditionierung

Beim Clicker kommen beide Formen der Konditionierung zum Tragen. Zuerst wird der Clicker **klassisch konditioniert**, damit das Klickgeräusch mit Futter assoziiert wird. Das erreicht man, indem man z. B. viele kleine Futterstückchen bereithält und diese der Katze nacheinander gibt. Dazu muss man immer, kurz bevor die Katze ein Futterstückchen aufnimmt, klicken. Wenn die Katze das Klickgeräusch mit dem Futter assoziiert, kann man zur **instrumentellen Konditionierung** übergehen: Man hält der Katze z. B. ein Holzstäbchen (als „Target-Stick“) hin. Wenn die Katze den Stab mit der Nase berührt, klickt man und gibt ihr Futter. Diese Vorgehensweise wiederholt man so lange, bis die Katze gelernt hat, dass sie mit der Nase den Stab berühren muss, um Futter zu erlangen.

2.2.2 Belohnung

Es gibt zwei verschiedene **Arten von Belohnung**:

1. Die Katze bekommt etwas Gutes/Begehrtes (z. B. ein Leckerli).
2. Es wird etwas Unangenehmes beendet oder weggenommen.

In der Tiererziehung sollte vorrangig Belohnungsmethode 1 eingesetzt werden. Sie hat den Vorteil, dass die Katze auf tiergerechte und entspannte Art lernen kann und keine Angst ausgelöst wird. Belohnungsart 2 setzt ja voraus, dass vorher etwas Unangenehmes erfolgte. Dies ist aus Tierschutzgründen abzulehnen. Unter Angst, Stress und Druck ist das Lernvermögen außerdem eingeschränkt.

Belohnungen können sowohl für die klassische und instrumentelle Konditionierung verwendet werden als auch für die Gegenkonditionierung (▶ Kap. 2.5).

Belohnungsmöglichkeiten können sein:

- begehrtes Futter
- Aufmerksamkeit
- Spiel/Möglichkeit zum Jagen
- streicheln/Körperkontakt
- freundliche Stimme/Lob
- usw.

BEACHTE

Beim Belohnen ist das **exakte „Timing"** essenziell. Die Belohnung muss sofort, am besten zeitgleich mit dem erwünschten Verhalten, erfolgen, damit das Tier sein Verhalten oder die Situation mit der Belohnung verbinden kann. Eine Belohnung im Nachhinein ist nicht zielführend.

2.2.3 Bestrafung

Es gibt zwei verschiedene **Arten von Bestrafung**:

1. Der Katze wird etwas Unangenehmes zugefügt (z. B. geschlagen).
2. Der Katze wird etwas Angenehmes entzogen (▶ Kap. 2.8).

Bei Bestrafungsart 1 wird unterschieden:

- Die Bestrafung erfolgt – für die Katze erkennbar – durch den Besitzer.
- Die Bestrafung erfolgt aus Sicht der Katze ohne Zusammenhang mit dem Besitzer („anonyme Strafe").

In der Tiererziehung sollte höchstens Bestrafungsmöglichkeit 2 erfolgen, z. B. indem Aufmerksamkeit entzogen wird oder ein Belohnungseffekt unterbunden wird.

Folgende **Bestrafungsmöglichkeiten** durch den Besitzer sind **abzulehnen**:

- Schläge mit Hand oder Zeitung
- Anschreien
- Werfen eines Gegenstandes auf die Katze
- Anspritzen mit Wasser
- Tauchen der Nase in Ausscheidungen (im Rahmen der „Stubenreinheitserziehung")

BEACHTE

Körperliche Strafen sind tierschutzrelevant und abzulehnen. Auch ein absichtliches Erschrecken der Katze kann negative Folgen für das Tier oder auch für den Besitzer haben und ist deshalb als kritisch anzusehen.

Das **deutsche Tierschutzgesetz** fordert in § 1, dass niemand einem Tier ohne vernünftigen Grund Schmerzen, Leiden oder Schäden zufügen darf. Während der Ausbildung des Tieres darf man ihm gemäß § 3 keine erheblichen Schmerzen, Leiden oder Schäden zufügen. Da es tiergerechte Erziehungsmethoden gibt, besteht kein vernünftiger Grund, Tieren in der Ausbildung oder in der Verhaltenstherapie Schmerzen zuzufügen oder sie in Angst zu versetzen.

Bestrafungsmaßnahmen sind unter Tierhaltern leider trotzdem weit verbreitet. Denn viele Katzenbesitzer wissen nicht, wie sie auf tiergerechte Art ihrer Katze das gewünschte Verhalten beibringen können. Dabei lösen Strafen i. d. R. nicht das Problem, sondern unterdrücken – wenn überhaupt – höchstens die Symptome.

Risiken und **Nebenwirkungen** von Strafen sind:

- Die Strafe zerstört das Vertrauensverhältnis zum Besitzer. Die Katze hat in Zukunft Angst vor ihm.
- Die Strafe verschlechtert das Problem, weil z. B. die zugrunde liegende Angst und Unsicherheit der Katze noch verstärkt wird.
- Die Strafe bewirkt, dass sich die Katze in ihrer Umgebung unsicher fühlt. Dadurch können sich weitere Verhaltensprobleme (z. B. Harnmarkieren) entwickeln.
- Die Strafe löst eine aggressive Reaktion der Katze aus. Der Besitzer oder die Partnerkatze könnten angegriffen werden.

Negativ-Beispiel für die Bestrafung einer unsauberen Katze: Kater Fritz setzt Urin außerhalb der Katzentoilette ab. Die Besitzer beobachten ihn dabei und schlagen mit der Zeitung nach ihm. Fritz lernt dabei, dass er in Zukunft nur noch Urin auf dem Teppich absetzen sollte, wenn die Besitzer außer Sichtweite sind. Da die Besitzer Fritz nun nicht mehr „auf frischer Tat" erwischen, bestrafen sie ihn im Nachhinein: Wenn sie eine Urinpfütze von Fritz finden, tragen sie den Kater dorthin und tauchen ihn mit der Nase in die Pfütze. Fritz kann aber eine solche Maßnahme nicht mit dem Urinabsatz verbinden, da dieser bereits länger (als ca. eine Sekunde) zurückliegt. Fritz lernt nur, dass er seinen Besitzern nicht trauen kann und sie ihn unangenehmen Dingen aussetzen. Er kann folgende Gegebenheiten verknüpfen: Immer, wenn eine Urinpfütze auf dem Boden ist und meine Besitzer nach Hause kommen, ergeht es mir schlecht. Daher kann es sein, das sich Fritz versteckt, wenn er auf den Boden gemacht hat und seine Besitzer heimkommen. Die Besitzer interpretieren das Verhalten von Fritz als „schlechtes Gewissen“ und setzen ihre Bestrafungsmaßnahme fort. Sie wundern sich, warum Fritz nicht stubenrein wird. Das Verhalten der Besitzer ist als hochgradig tierschutzrelevant anzusehen (▶ Kap. 3).

BEACHTE

Katzen haben kein „schlechtes Gewissen“

Strafen im Nachhinein sind reine Tierquälerei. Was wie ein „schlechtes Gewissen“ aussieht, ist pures Meideverhalten der Katze. Dies zeigt, wie stark das Tier durch seine Besitzer geängstigt wird. Tiere können Strafen, die im Nachhinein erfolgen, nicht mit ihrer „Tat“ in Verbindung bringen. Denn man kann ihnen – anders als Kindern – den Zusammenhang nicht erklären.

Ein Infoblatt über Bestrafung zur Weitergabe an den Besitzer finden Sie auf tfa-wissen.de unter: svg.to/bestrafung

2.3 Habituation

Habituation ist eine „Gewöhnung“ an einen Reiz, der sich wiederholt, wobei die ursprüngliche Reaktion des Tieres immer schwächer wird.

Beispiel für Habituation

Klopft man an die Scheibe eines Aquariums, zeigen Fische eine Schreckreaktion und flüchten. Wiederholt man dieses Klopfen (= Reiz) immer wieder, werden sie irgendwann nicht mehr darauf reagieren.

Grundsätze bei der Habituation:

- Der Reiz hat weder positive noch negative Folgen für das Tier.
- Der Reiz wird immer wieder wiederholt bzw. das Tier wird diesem Reiz länger ausgesetzt.
- Wird die Habituation als Methode in der Verhaltenstherapie eingesetzt, dann darf es sich nur um milde Reize handeln, die keine ausgeprägte Angstreaktion oder gar Panik auslösen. Außerdem muss das Tier die Möglichkeit haben, sich zu entziehen. Sonst handelt es sich um die Methode Reizüberflutung (Flooding, ▸ Kap. 2.7), die als tierschutzrelevant anzusehen ist.

Beispiel: Das Kind der Familie bekommt einen großen schwarzen Stoffhund geschenkt. Die Katze erschreckt sich, als sie ihn zum ersten Mal sieht, macht einen Buckel, sträubt das Fell, faucht und läuft aus dem Zimmer. Da das Stofftier jedoch im Kinderzimmer bleibt und es keine negativen Konsequenzen für die Katze gibt, gewöhnt sie sich mit der Zeit daran und reagiert bei seinem Anblick schließlich nicht mehr.

Beispiel für den gezielten Einsatz der Habituation: Eine Katze hat aufgrund schlechter Erfahrungen Angst vor der Transportbox, mit der sie immer zum Tierarzt gebracht wurde. Sobald diese Box aus dem Keller geholt und ins Wohnzimmer gestellt wird, versteckt sich die Katze. Nun soll die Transportbox (= Reiz) permanent im Wohnzimmer aufgestellt werden, damit sich die Katze daran gewöhnt (Habituation). Die Katze lernt damit, dass das Vorhandensein der Box keine negativen Konsequenzen für sie hat und wird sie nach einiger Zeit als „normalen" Bestandteil ihrer Umgebung ansehen.

BEACHTE

Die Habituation ist so anzuwenden, dass sie das Tier nicht in Angst versetzt. Der Reiz darf beim Tier keinen Stress auslösen. Den Methoden Desensibilisierung (▸ Kap. 2.4) und Gegenkonditionierung (▸ Kap. 2.5) ist der Vorzug zu geben.

2.4 Desensibilisierung

Eine Sonderform der Habituation stellt die **systematische Desensibilisierung** dar. Hierbei wird die Katze in einem entspannten Zustand in winzigen Schritten an den auslösenden Reiz gewöhnt.

Grundsätze der Desensibilisierung sind:

- Der Reiz wird in so geringer Stärke oder so großer Entfernung präsentiert, dass die Katze nicht darauf reagiert.
- Nach und nach wird die Stärke des Reizes erhöht oder aber der Reiz genähert. Dies erfolgt immer in so winzigen Schritten, dass die Katze völlig entspannt bleibt und nicht reagiert.
- Eine Überforderung des Tieres ist unbedingt zu vermeiden. Das Tier muss genau beobachtet werden, es darf keine Stresszeichen (▶ Kap. 5.4.1, ▶ Kap. 5.4.2) zeigen.
- Die Geschwindigkeit, mit der man im Training voranschreitet, wird an die Reaktionen des Tieres angepasst. Zeigt die Katze Anzeichen einer Überforderung, muss wieder ein Schritt zurückgegangen und der Reiz abgeschwächt oder weiter entfernt werden.
- Im gesamten Zeitraum, in dem das Training stattfindet, darf der Reiz nicht unkontrolliert auftreten.

Beispiel für Desensibilisierung

Eine Katze hat Angst vor dem lauten Knallen an Silvester. Die Besitzer kaufen sich eine Geräusch-CD, auf der Silvesterknaller zu hören sind. Sie spielen diese Geräusche mit der „Wiederholen"-Funktion des CD-Players wiederholt ab, und zwar anfangs so leise, dass die Katze nicht ängstlich darauf reagiert. Die CD läuft jetzt regelmäßig im Alltag nebenbei. Nach und nach erhöhen die Besitzer die Lautstärke und achten dabei darauf, dass die Katze zu jeder Zeit entspannt bleibt. Zeigt diese Zeichen von Angst oder Stress, wurde die Reizstärke zu schnell gesteigert. Dann sollte man das Training wieder mit geringerer Lautstärke fortführen.

Voraussetzungen für ein Desensibilisierungstraining sind:

- Der nachempfundene Reiz, z. B. das Geräusch auf der CD in entsprechender Lautstärke, muss in der Lage sein, das Angstverhalten auszulösen. Dies sollte vorab überprüft werden. Manche Reize erzielen ihre Wirkung nur in echten und nicht in nachempfundenen Situationen, wie es z. B. das Abspielen von Geräuschen per CD darstellt.
- Der auslösende Reiz muss als der richtige identifiziert worden sein. Es könnte sein, dass die Katze weniger Angst vor z. B. dem Geräusch der Feuerwerkskörper, als vielmehr vor ihren Lichtblitzen oder ihrem Geruch und Rauch hat.
- Es muss ausreichend Zeit und Geduld für das Training aufgewendet werden. Im gesamten Trainingszeitraum, der sich über einige Wochen erstrecken kann, darf der auslösende Reiz, wie z. B. lautes Knallen, nicht auftreten. Daher muss mit dem Training rechtzeitig begonnen werden – in diesem Fall am besten bereits im Sommer.

BEACHTE

Wird die Desensibilisierung unsachgemäß durchgeführt, kann es zu einer Verstärkung des Verhaltensproblems kommen. Dies ist der Fall, wenn der Reiz zu stark (zu laut, zu nah) präsentiert oder im Training zu schnell vorgegangen und das Tier dadurch überfordert wird.
Die Desensibilisierung ist eine tierfreundliche und nachhaltige, aber langwierige Methode. Kombiniert mit der (klassischen) Gegenkonditionierung (▶ Kap. 2.5) können schnellere und sicherere Fortschritte erzielt werden. Daher sollten immer beide Methoden miteinander kombiniert werden.

2.5 Gegenkonditionierung

Katzen lernen immer und überall. Sie lernen Vieles, was wir uns gar nicht von ihnen wünschen. Dadurch können Verhaltensprobleme entstehen. So kann die Katze z. B. eine Impfung als schmerzhaftes Erlebnis empfinden und diesen Schmerz dann über klassische Konditionierung mit dem Tierarzt verbinden. Um das Verhaltensproblem zu behandeln, ist eine Gegenkonditionierung möglich. Hierbei wird das Gegenteil von dem konditioniert, was vorher konditioniert wurde. Um beim Beispiel zu bleiben: Die Katze erhält immer dann, wenn sie beim Tierarzt ist, außerordentlich gute Leckerlis. Sie lernt so, den Besuch beim Tierarzt mit einer angenehmen Empfindung zu verknüpfen. Ihre ursprüngliche Assoziation „Tierarzt = Angst und Schmerz" wird zu „Tierarzt = lecker und angenehme Empfindung".

Es gibt **zwei Formen** der Gegenkonditionierung:

1. Die klassische Gegenkonditionierung macht sich die Lernform der klassischen Konditionierung zunutze.
2. Die instrumentelle Gegenkonditionierung verwendet die Lernform der instrumentellen Konditionierung (▶ Kap. 2.2.1)

2.5.1 Gegenkonditionierung im Sinne einer klassischen Konditionierung

Die Gegenkonditionierung im Sinne einer klassischen Konditionierung im Rahmen einer Verhaltenstherapie bewirkt bei der Katze – meist durch den Einsatz von Futter – ein neues Gefühl gegenüber einem bislang mit Angst verbundenen Reiz. Bei Tieren, die sich nicht für Futter interessieren, jedoch eine starke Spielmotivation besitzen, kann auch das Spiel mit der Katze dazu eingesetzt werden, um eine Gegenkonditionierung zu bewirken (▶ Kap. 2.6).

Beispiel: Eine Katze hat Angst vor der laufenden Waschmaschine. Wird die Katze immer in der Nähe der Waschmaschine mit besonders begehrten Leckerlis gefüttert, sobald diese läuft, kann ein neues, positives Gefühl der Katze gegenüber der Waschmaschine erzeugt werden.

Dieses positive Gefühl ist nicht kompatibel mit dem vorhergehenden negativen Gefühl (Angst) und kann dieses ersetzen. Dabei ist es wichtig, dass die beiden Stimuli Futter und laufende Waschmaschine gleichzeitig erfolgen, dass es bei jedem Anschalten der Waschmaschine Futter gibt und die Waschmaschine außerhalb des Trainings nicht angeschaltet wird (oder die Katze dann nicht in die Nähe der Waschmaschine kommt).

BEACHTE

Es kann sein, das die Katze das Futter nicht annimmt, da sie zu geängstigt in Anwesenheit der laufenden Waschmaschine ist. Besser ist es, die Methode der Gegenkonditionierung mit der Desensibilisierung zu verbinden, denn das Auslösen von Angst sollte grundsätzlich vermieden werden. Das bedeutet, dass der Reiz, der das unerwünschte Verhalten auslöst, in ganz kleinen „Portionen" angeboten und anschließend nur sehr behutsam gesteigert wird.

In ▶ Abb. 2-1 wird ein Beispiel für eine Gegenkonditionierung bei einer Katze gezeigt, die Angst vor Kindern hat. Das Kind bietet der Katze mit ausgestrecktem Arm Futter an. Dadurch ist die Katze bereit, das Futter aus der Hand des Kindes zu nehmen. Ist das Angstverhalten gegenüber Kindern jedoch noch stärker ausgeprägt, müsste der Besitzer das Futter selbst reichen – in Anwesenheit des Kindes – oder das Kind müsste der Katze das Futter aus einer entsprechenden Entfernung zuwerfen.

Es ist aufwändig, ein bestehendes Problem zu behandeln. Besser ist es, Problemen rechtzeitig vorzubeugen. Daher sollten Katzenjunge während ihrer sensiblen Phase ausreichend positiven Kontakt mit Kindern haben. ▶ Abb. 2-2 zeigt ein Katzenjunges, das auf Kinder sozialisiert wird, um spätere Probleme zu vermeiden.

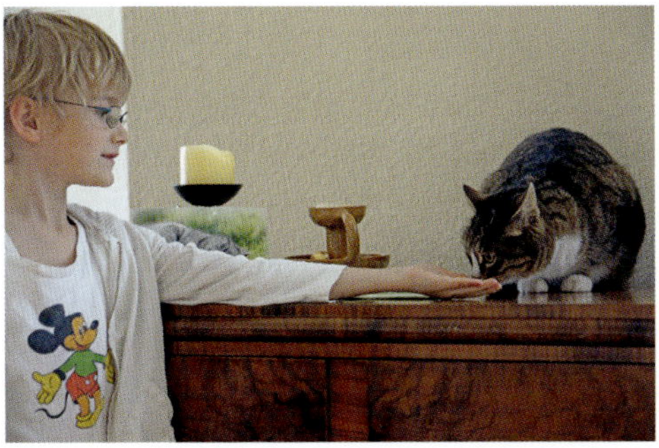

Abb. 2-1 Gegenkonditionierung bei einer Katze, die Angst vor Kindern hat. Das Kind reicht der Katze mit ausgestrecktem Arm attraktive Leckerlis.

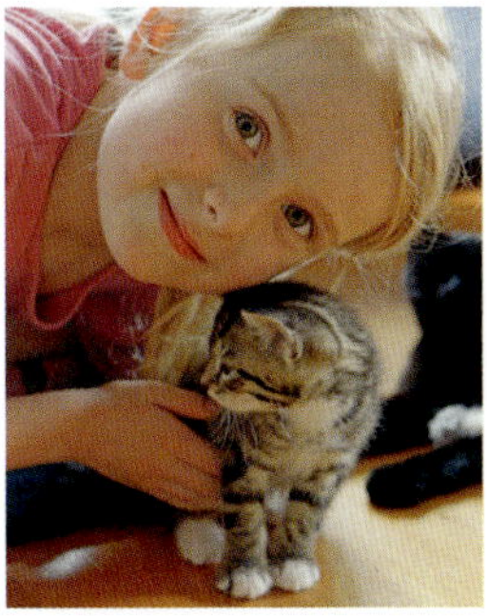

Abb. 2-2 Ein Katzenjunges wird auf Kinder sozialisiert, damit es später keine Angst vor ihnen hat.

2.5.2 Gegenkonditionierung im Sinne einer instrumentellen Konditionierung

Die Gegenkonditionierung im Sinne einer instrumentellen Konditionierung ersetzt ein unerwünschtes Verhalten durch ein erwünschtes Verhalten. Dem Tier wird ein Alternativverhalten antrainiert, das mit dem ursprünglichen unerwünschten Verhalten nicht vereinbar ist.

Beispiel: Kater Mink rennt sofort zur Tür, wenn es an der Haustür klingelt und versucht zu entwischen, wenn der Besuch die Wohnung betritt. Er musste schon mehrfach wieder aufwändig im Treppenhaus eingefangen werden. Die Besitzer bringen Mink bei, dass er, wenn es an der Wohnungstür klingelt, nicht mehr rausläuft, sondern stattdessen in die Küche läuft und dort sein Lieblingsfutter erhält. Während er frisst, können die Besitzer entspannt den Besuch empfangen.

Ein Infoblatt zu Desensibilisierung und Gegenkonditionierung zur Weitergabe an den Besitzer finden Sie auf tfa-wissen.de unter: svg.to/desensibilisierung

2.6 Spieltherapie

Viele Verhaltensprobleme entstehen oder werden verschärft, wenn Katzen unterbeschäftigt sind. Dies ist oft bei reiner Wohnungshaltung der Fall. Eine **Aktivierung** der Katze durch Spielen und andere **Beschäftigungsmöglichkeiten** ist daher ein wichtiger Baustein in der Verhaltenstherapie.

Man unterscheidet zwischen:

- Spiel/Beschäftigung mit dem Menschen
- Spiel/Beschäftigung unabhängig vom Menschen

Beim **Spiel mit dem Menschen** ist zu beachten, dass menschliche Körperteile tabu sein müssen. Rangelspiele mit der Hand sollte man keinesfalls durchführen. Die Katze muss lernen, dass der Spaß vorbei ist, wenn ihre Krallen oder Zähne die menschliche Haut berühren. Der menschliche Spielpartner sollte immer ein Beutespielzeug verwenden, z. B. eine Spielangel benutzen oder ein Bällchen werfen.

Soll sich die Katze **in Abwesenheit des Besitzers** mit Spielzeug beschäftigen, muss dieses verletzungssicher sein. Insbesondere Plastikspielzeug oder künstliche Mäuse sind hier als kritisch anzusehen, da sie zerbissen und Teile davon verschluckt werden könnten. Besser geeignet sind beispielsweise Gegenstände aus Vollgummi oder Pappe. Frei schwingend an einer Schnur aufgehängte Spielzeuge können die Katze zum Jagdspiel animieren, sind aber als Beschäftigung in Abwesenheit der Besitzer gefährlich, da sich die Katze darin verfangen oder sogar strangulieren könnte. Zu tierschutzwidrigem Zubehör und gefährlichem Spielzeug gibt es ein online zugängliches Merkblatt der Tierärztlichen Vereinigung für Tierschutz e. V. (www.tierschutz-tvt.de).

Zur **Beschäftigung** gehört nicht nur das Spielen. Insbesondere auch das Ermöglichen von Teilen des Jagdverhaltens als auch das Erarbeiten von Futter sind wichtige Elemente der Beschäftigung. Bei der Verwendung von Katzen-„Fummelbrettern" muss die Katze das Futter durch Pföteln erlangen, statt es einfach mit dem Maul aufzunehmen. Diese „Fummelbretter" kann man entweder im Handel beziehen oder selbst basteln (▶ Abb. 2-3). Es gibt auch Futterbälle im Handel. Einfaches Futterspielzeug kann man auch selbst basteln, z. B. indem man Trockenfutterstücke in Papier einwickelt oder eine Papprolle zu einer Futterrolle umbaut. Dazu schneidet man Löcher in eine Papprolle (z. B. eine leere Toilettenpapierrolle), füllt Trockenfutterstücke in die Rolle und verschließt die offenen Enden mit zerknülltem Papier. Die Katze lernt, dass beim Herumrollen der Rolle die Futterstücke herausfallen (▶ Kap. 3).

Unter dem Begriff **Spieltherapie** wird auch der Einsatz von Spiel im Rahmen einer Desensibilisierung und Gegenkonditionierung verstanden. Während die Katze entspannt in ein Spiel vertieft ist, wird sie mit dem problematischen Reiz in niedriger Intensität konfrontiert. Dieser Reiz wird dann schrittweise im Sinne einer Desensibilisierung verstärkt (▶ Kap. 2.4).

▶ Abb. 2-3 zeigt Beispiele für selbstgebastelte Beschäftigungsobjekte. Ziel dieser Objekte ist es, dass die Katze das Futter nicht direkt aufnehmen kann, sondern es sich erarbeiten muss, indem sie es mit der Pfote herausangelt bzw. die Papprolle anstößt.

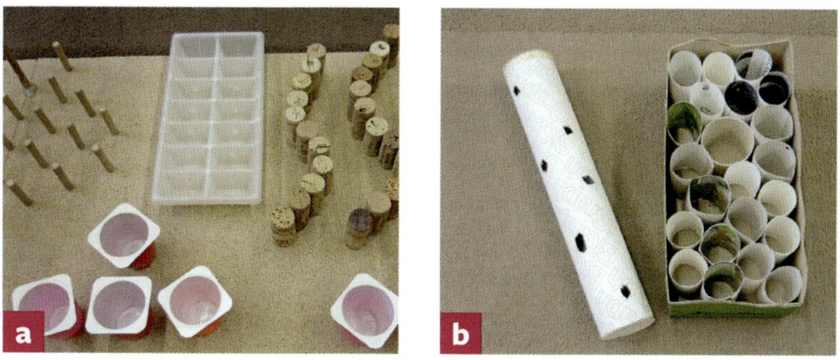

Abb. 2-3 Beispiele für selbstgebastelte Beschäftigungsobjekte
a Katzen-„Fummelbrett“
b Futterrolle und ein mit Papprollen gefüllter Schuhkarton

2.7 Reizüberflutung (Flooding)

Bei der Reizüberflutung wird das Tier dem furchtauslösenden Reiz in einer Situation ausgesetzt, in der es sich diesem Reiz nicht entziehen kann. Das Tier erlebt den Stressor somit in voller Stärke, ohne sich schützen zu können, was zu einer erheblichen Stressbelastung führt. Die Methode zielt darauf ab, dass die Situation erst beendet wird, wenn sich das Tier deutlich entspannt.

Da die Methode der Reizüberflutung zu belastend und daher **tierschutzwidrig** ist, wird sie in der Verhaltenstherapie der Katze nicht angewendet. Es gibt sehr wirksame, stressfreie Methoden der Verhaltenstherapie, daher besteht keine Rechtfertigung dafür, eine belastende Methode einzusetzen. Bricht man die Reizüberflutung vorzeitig ab, kann es außerdem zu einer Verschlimmerung der Angstproblematik kommen.

BEACHTE

Die Methode Reizüberflutung (Flooding) ist belastend, da sie in Kauf nimmt, dass das Tier in Angst versetzt wird. Es gibt keinen vernünftigen Grund, der rechtfertigen würde, diese Methode einzusetzen. Denn es stehen effektive verhaltenstherapeutische Methoden zur Verfügung, die das Tier nicht belasten. Somit ist die Reizüberflutung als tierschutzwidrig anzusehen.

2.8 Löschung (Extinktion)

Löschung ist das Abschwächen eines Verhaltens durch Ausbleiben der Belohnung. Viele Verhaltensprobleme werden unabsichtlich aufrechterhalten, weil sie der Besitzer unbewusst belohnt. Dies ist beispielsweise der Fall für alle Formen des aufmerksamkeitsfordernden Verhaltens(▶ Kap. 3.5). Katze und Besitzer konditionieren sich quasi gegenseitig: Die Katze will nachts ins Freie und miaut im Wohnzimmer an der Terrassentür. Der Besitzer wird dadurch aus dem Schlaf gerissen, steht auf und lässt die Katze ins Freie. Die Katze lernt, dass sie miauen muss, um nachts hinausgelassen zu werden. Sie wird durch die Reaktion des Besitzers belohnt. Der Besitzer fühlt sich durch die Ruhe, die auf das Hinauslassen der Katze folgt, in seinem Tun selbst belohnt. Er ärgert sich jedoch Nacht für Nacht über das Verhalten seiner Katze, das er unabsichtlich aufrechterhält.

Durchschaut man die Mechanismen des unbewussten Belohnens, kann man durch Ignorieren des Miauens das Verhalten löschen. Der Besitzer soll sich Stopfen in die Ohren stecken und das Miauen so lange ignorieren, bis die Katze es aufgibt. Die Katze lernt, dass es sich nicht lohnt, zu miauen. Zuerst wird sie intensiver miauen als zuvor, doch schließlich wird sie damit aufhören.

Was heißt Ignorieren?

Der Besitzer darf nicht auf die Katze reagieren. Das bedeutet konkret: Die Katze wird

- nicht angesehen,
- nicht angesprochen,
- nicht angefasst.

Sie wird so behandelt, als wäre sie gar nicht anwesend. Der Besitzer darf noch nicht einmal in ihre Richtung schauen und er sollte seine aktuelle Handlung (z. B. im Bett liegen oder Zeitung lesen) nicht unterbrechen. Es ist gut, wenn er sich mit etwas anderem beschäftigt und nicht die Katze beobachtet.

BEACHTE

Beim Ignorieren kommt es zu einer „Erstverschlimmerung“. Das Tier wird sein Verhalten erst verstärken, bevor es dies aufgibt. Die Besitzer müssen darüber aufgeklärt werden, dass sie sich durch diese Erstverschlimmerung auf keinen Fall erweichen lassen dürfen.

Eine Löschung funktioniert nur, wenn die Belohnung konsequent ausbleibt. Reagiert der Besitzer inkonsequent, z. B. wenn er ab und zu aufsteht und die Tür öffnet, weil die Katze zu heftig „randaliert", dann kann sich das Verhalten aufrechterhalten. Auch wenn der Besitzer aufsteht und die Katze schimpft, hat dies nicht den gewünschten Erfolg.

BEACHTE

Die Methode der Löschung (Extinktion) geht schief, wenn die Besitzer kein Durchhaltevermögen haben. Intermittierende Belohnung erhält das unerwünschte Verhalten besonders zuverlässig aufrecht. Das bedeutet, wenn der Besitzer der Katze nur ab und an für ihr Verhalten Aufmerksamkeit schenkt oder sogar nur dann, wenn sie dieses auf besonders heftige Art einfordert, verschlimmert sich das Verhaltensproblem.

Effektiv und tierfreundlich ist die Methode der Löschung (Extinktion), wenn sie mit weiteren Maßnahmen kombiniert wird: Die Ursache des unerwünschten Verhaltens muss möglichst behoben werden und das Tier sollte eine Verhaltensalternative aufgezeigt bekommen.

Die Katze, die nachts unruhig ist und Aufmerksamkeit oder Futter fordert, sollte zum einen tagsüber besser ausgelastet werden, zum anderen kann sie gegebenenfalls, z. B. über „Fummelbretter" und Futterspielzeug, nachts beschäftigt werden. Beim Beispiel der Katze, die nachts ins Freie möchte, kann auch das Einbauen einer Katzenklappe das Problem auf einfache Art lösen.

2.9 Erzeugung unangenehmer Empfindungen (Aversion)

Methoden, die über Aversion wirken, also der Katze ein unangenehmes Gefühl bereiten, sind **grundsätzlich kritisch** zu betrachten. Da es viele wirksame katzenfreundliche Methoden gibt, kann man auf abschreckende Maßnahmen meist verzichten. Methoden, die die Katze erschrecken, verunsichern oder sogar Stress auslösen, sind als tierschutzrelevant anzusehen. Wird die Katze in ihrem Heim verunsichert, kann das außerdem unangenehme Folgen nach sich ziehen, z. B. Harnmarkieren.

Aus **Tierschutzgründen abzulehnen** sind **automatisch auslösende Hilfsmittel.** Hierzu zählt z. B. der „unsichtbare Gartenzaun“, bei dem die Katze über ein Halsband einen Strafreiz (Stromschlag) erhält, wenn sie einen bestimmten Bereich im Garten betritt. Der Einsatz von Elektroreizgeräten ist nach § 3 des deutschen Tierschutzgesetzes verboten.

Eine einfache und als unkritisch anzusehende Form der Erzeugung einer unangenehmen Empfindung zeigt das folgende **Beispiel:** Eine Katze setzt immer Urin auf der Bettdecke ab. Nun wird eine Plastikplane über das Bett gelegt. Diese Maßnahme unterbindet das Urinabsetzen auf der Bettdecke aus zwei Gründen: Zum einen wird die Katze den weichen, saugfähigen Untergrund der Bettdecke vermissen, zum anderen bekommt sie nasse Pfoten, wenn sie tatsächlich Urin auf der Plane absetzt. Dieses unangenehme Gefühl wird sie eventuell dazu veranlassen, sich einen geeigneteren Ort für ihre Ausscheidung zu suchen. Die Plane auf dem Bett reicht jedoch nicht, um das Unsauberkeitsproblem erfolgreich zu behandeln. Denn es wird nicht die Ursache des Problems gelöst, sondern nur der Urinabsatz auf dem Bett unangenehm gestaltet. Man muss analysieren, aus welchen Gründen die Katze ihre Toiletten nicht benutzt, und eine entsprechende Lösung finden (► Kap. 3.2).

2.10 Umwidmung

Durch Umwidmung bekommt **ein Ort einen neuen Charakter** für die Katze. Diesen Trick macht man sich z. B. bei Unsauberkeitsproblemen oder Harnmarkieren zunutze. Ziel ist, dass eine sonst als Ausscheidungsort genutzte Stelle vom Besitzer zukünftig z. B. als Fütterungsort verwendet wird. Da die Katze an ihren Futterplätzen keine Ausscheidungen absetzen möchte, wird diese Stelle zukünftig sauber bleiben. Diese Maßnahme reicht jedoch nicht als alleinige Maßnahme aus, sondern wird nur begleitend zur Behandlung der Unsauberkeit eingesetzt (▶ Kap. 3.2).

2.11 Ein Problem – viele Lösungswege

Viele Wege führen nach Rom. Und so gibt es verschiedene Wege, ein Verhaltensproblem zu behandeln, wie das folgende **Beispiel** zeigt: Die Katze Mietze hat Angst, wenn die Besitzerin staubsaugt. Sie rennt weg und verkriecht sich unter der Kellertreppe, sobald der Staubsauger aus der Besenkammer geholt wird (▶ Abb. 2-4). Die Besitzerin möchte das Verhaltensproblem lösen.

- **Variante 1: Einsatz der Habituation mit Elementen der Desensibilisierung**
  Die Besitzerin legt den Staubsauger ins Wohnzimmer, statt ihn in die Besenkammer zu stellen. Der Staubsauger bleibt dabei aus. Die Katze lernt mit der Zeit, dass trotz Anwesenheit des Staubsaugers nichts passiert. Wenn die Katze sich angstfrei im Wohnzimmer auch in der Nähe des Staubsaugers bewegt und aufhält, kann mit der nächsten Stufe begonnen werden: Der Staubsauger wird auf niedrigster Stufe angestellt, während Mietze gerade in einem anderen Raum oder Stockwerk ist. Der Staubsauger läuft einfach vor sich hin, ohne dass sich die Familienmitglieder darum kümmern und ohne dass mit ihm gesaugt wird. Er liegt an derselben Stelle im Wohnzimmer und gibt lediglich sein leisestes Sauggeräusch von sich. Mit der Zeit gewöhnt sich Mietze auch daran. Dann kann der Staubsauger nach ein paar Tagen auf eine höhere Stufe gestellt werden und erneut laufen usw. Schließlich wird der Sauger langsam bewegt, während er läuft. Die Bewegungen mit dem Sauger werden nach und nach gesteigert, bis schließlich ein normales Saugen der Wohnung möglich ist.
  Bewertung: Diese Methode ist sehr langwierig und verbraucht viel Strom. Sie sollte mit der Gegenkonditionierung kombiniert werden.

Abb. 2-4 Zeigt die Katze Angst, wenn der Staubsauger herausgeholt wird? Dann hilft bereits diese einfache Methode: Man lässt den ausgeschalteten Sauger in der Wohnung liegen. Die Katze wird ihn mit der Zeit als normales Möbelstück ansehen (Habituation). Um eine angstfreie Annäherung zu beschleunigen, kann attraktives Futter in der Nähe des Staubsaugers angeboten werden.

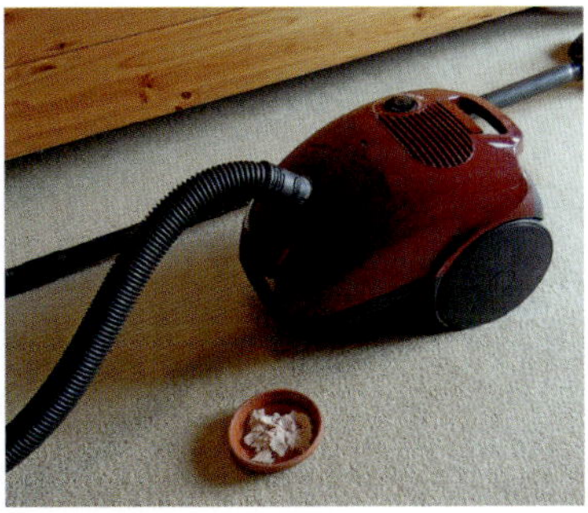

- **Variante 2: Klassische Gegenkonditionierung mit Elementen der Desensibilisierung**
  Der Staubsauger wird angestellt, gleichzeitig erhält Mietze ihr Lieblingsleckerli (z. B. Putenstücke). Sobald der Staubsauger ausgestellt wird, ist das Leckerli-Füttern vorbei. Da Mietze unter der Kellertreppe sitzt und sich nicht heraustraut, bekommt sie an Ort und Stelle das Leckerli, während der Staubsauger weiter entfernt läuft. Diese Abmilderung des angstauslösenden Reizes ist ein Element der Desensibilisierung. Wenn Mietze so verängstigt ist, dass sie kein Futter annimmt, dann muss die Reizintensität noch weiter reduziert werden.
  Bewertung: Am Anfang steht hier bereits das Angstauslösen und Verstecken der Katze. Durch Kombination mit der systematischen Desensibilisierung von Anfang an kann man das Vorgehen effektiver gestalten.
- **Variante 3: Klassische Gegenkonditionierung und systematische Desensibilisierung**
  In winzigen Schritten wird Mietze an den Staubsauger gewöhnt und währenddessen mit begehrten Leckerbissen gefüttert. Zuerst ist der Staubsauger dabei ausgeschaltet und liegt bewegungslos in der Wohnung. Dann werden zum einen die Lautstärke und auch die Bewegung, die mit dem Staubsauger gemacht werden, schrittweise gesteigert. Zeigt Mietze Zeichen von Verunsicherung, wird wieder einen Schritt zurückgegangen.

Möglichkeit A: Der Staubsauger ist zuerst weit weg, Mietze wird immer näher an ihn „herangefüttert". Dies hat den Vorteil, dass man das Training alleine ausführen kann. Es hat aber den Nachteil, dass man Mietze beibringt, dass sie, wenn gesaugt wird, zum Staubsauger kommen soll. Das könnte zukünftig eventuell etwas lästig sein, wenn die Katze ständig in Erwartung eines Leckerlis vor dem Staubsauger herumspaziert und das Saugen stört. Erhält die Katze dann kein Leckerli mehr, wird sich dieses Problem allerdings schnell wieder geben.
Möglichkeit B: Die Besitzerin geht mit Mietze an einen ruhigen Rückzugsort, wo sich die Katze sicher fühlt. Dann bittet sie eine andere Person, den Staubsauger weit entfernt am anderen Ende der Wohnung anzuschalten, während sie die Katze mit Lieblingsleckerlis füttert. Die andere Person kommt mit dem Staubsauger auf niedriger Stufe langsam näher usw. Diese Methode hat den Nachteil, dass man eine geschulte weitere Person benötigt, die mithilft, und dass die Kommunikation gut funktionieren muss, damit die Hilfsperson weiß, wie schnell sie sich nähern darf. Ein Vorteil ist, dass sich die Katze an einem entspannten Rückzugsort befindet, den sie in Zukunft beim Staubsaugen aufsuchen kann.
Möglichkeit C: Eine Tonaufnahme der Geräusche anfertigen. Die Besitzer können das Geräusch des Staubsaugers aufnehmen und diese Tonaufnahme für die Desensibilisierung einsetzen. Diese Maßnahme ist sinnvoll, wenn Mietze bereits bei der niedrigsten Stufe des Staubsaugers am anderen Ende der Wohnung verunsichert reagiert. Dann muss der angstauslösende Reiz noch weiter verringert werden, was mit der Tonaufnahme möglich ist.
Möglichkeit D: Einsatz des Clickers. Die Besitzer könnten Mietze mit dem Clicker klassisch konditionieren und an den Target-Stick gewöhnen (▶ Kap. 2.2.1). Damit könnten sie Mietze an den Staubsauger heranführen, um den in Variante 1 und in Variante 3A beschriebenen Prozess zu beschleunigen.

3 Problemverhalten

Sabine Schroll

3.1 Allgemeine Einführung

Unter Problemverhalten werden all jene Verhaltensweisen zusammengefasst, die **aus menschlicher Sicht unerwünscht**, störend, unangenehm oder problematisch sind. Aus ethologischer Sicht handelt es sich dabei um physiologisches – also normales – Verhalten der Katze. Problematisch werden diese katzentypischen Verhaltensweisen vor allem durch:

- fehlendes Wissen über Katzen und daraus folgendes Unverständnis für deren Bedürfnisse
- mangelndes oder nicht artgerechtes Angebot an Ressourcen wie Katzentoiletten, Kratzmöglichkeiten, Liege- und Rückzugsplätze, Zugang zur dritten Dimension etc.
- Langeweile durch körperliche und mentale Unterforderung
- Strafen und andere für die Katze unverständliche Lösungsversuche

Durch die reine Wohnungshaltung und den Trend zum Mehrkatzen-Haushalt hat sich das Potenzial für zahlreiche Verhaltensprobleme gesteigert, weil Wohnungskatzen so gut wie keine Möglichkeiten haben, sich ihre Lebensbedingungen zu verbessern. Wenn sie es dennoch versuchen, wird dies sehr oft als Problemverhalten angesehen.

BEACHTE

Die Katze ist kein anspruchsloses Haustier!

Obwohl diese Verhaltensweisen aus der Sicht der Katze völlig normal sind, können sie die Beziehung zum Menschen und das Zusammenleben erheblich belasten! Dennoch wird Problemverhalten vielfach erst sehr spät in der Tierarztpraxis erwähnt, wenn der Leidensdruck hoch und die Beziehung zur Katze schwer beeinträchtigt ist.

Mit proaktiver und empathischer Beratung können sowohl das Wohlbefinden der Katze als auch die Lebensqualität des Menschen verbessert werden.

In Einzelfällen kann es dennoch notwendig und auch sinnvoll sein, einer Katze mit problematischem Verhalten den Freilauf zu ermöglichen oder sie gänzlich an einen Platz mit Ausgang zu vermitteln. Nicht alle Katzen sind für alle Haltungsumstände geeignet und der Beschäftigungsanspruch übersteigt mitunter die Möglichkeiten des Besitzers.

BEACHTE

Physiologisches Katzenverhalten kann nicht abgewöhnt oder durch Strafen verhindert, sondern nur von Anfang an in akzeptable Bahnen gelenkt werden.

Vorbeugen von Problemverhalten ist die beste Strategie.

PRAXISTIPP

Beim jährlichen oder halbjährlichen **Gesundheits-Check** sollte auch routinemäßig und proaktiv nach Problemverhalten gefragt werden, z. B.:

- Benutzt die Katze die angebotene Katzentoilette oder gibt es Probleme mit Unsauberkeit?
- Gibt es Verhaltensweisen, die zwar aktuell noch toleriert, aber nicht verstanden oder als störend empfunden werden? Zum Beispiel nächtliche Aktivität, Aggression zwischen Katzen oder gegenüber Menschen, Vokalisieren, unerwünschtes Kratzmarkieren etc.
- Sind seit dem letzten Besuch problematische Verhaltensweisen aufgetreten?

3.2 Unsauberkeit und Harnmarkieren

Der mit Abstand am häufigsten beklagte Symptomkomplex bei der Katze ist nach wie vor Unsauberkeit und Harnmarkieren – und das, obwohl Katzen als sehr reinliche Tiere angesehen werden und im Großen und Ganzen angebotene Katzentoiletten gut annehmen.

3.2.1 Unsauberkeit oder Harnmarkieren?

Für die Behandlung dieser Probleme ist es wichtig, das Verhalten genau zu beschreiben (► Tab. 3-1).

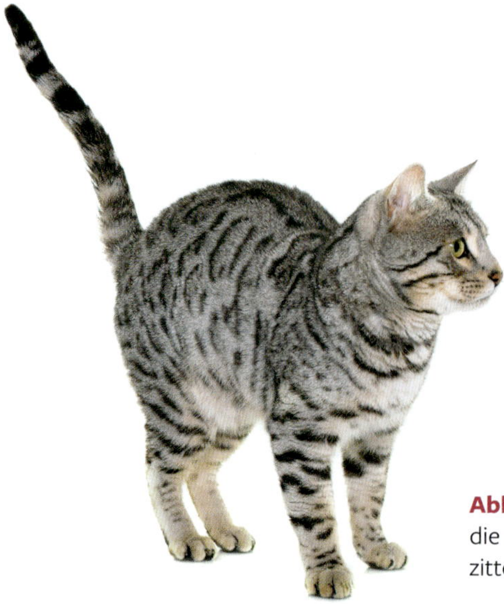

Abb. 3-1 Beim Harnmarkieren steht die Katze und der aufrechte Schwanz zittert.

Tab. 3-1 Unterscheidung Unsauberkeit oder Harnmarkieren

Unsauberkeit	Harnmarkieren
• Ausscheidungsverhalten von Harn und Kot • Körperhaltung: hockende Stellung • horizontale Oberflächen werden benutzt • vorher und/oder nachher graben • Orte haben praktische Bedeutung • ohne besondere Emotionen	• Kommunikationsverhalten (sozial, sexuell) • Kater und Kätzin können auch nach der Kastration mit Harn markieren • Körperhaltung stehend mit aufrechtem zitterndem Schwanz (▶ Abb. 3-1) • senkrechte, selten waagrechte, Oberflächen werden markiert • markierte Orte haben soziale Bedeutung • emotionale Verfassung in Verbindung mit Erregung, Angst oder Stress

BEACHTE

Häufige Ursachen für Unsauberkeit und Harnmarkieren

- **gesundheitliche Probleme** – insbesondere alle **schmerzhaften Prozesse**
- **Mängel** im **Katzenklo-Management**
- **Probleme im Mehrkatzen-Haushalt** (▶ Kap. 4.5, ▶ Kap. 5)
- psychische Störungen, vor allem Angststörungen (▶ Kap. 5)
- Nichterlernen oder Verlernen von Sauberkeit (▶ Kap. 1)
- senile Demenz (▶ Kap. 7)

Sehr oft handelt es sich um Kombinationen von verschiedenen Faktoren.

FALLBEISPIEL

Ein Geschwisterpaar lebt seit drei Jahren ausschließlich in einer Wohnung mit 70 m^2 Fläche. Der kastrierte Kater ist sehr aktiv und jagt mehrmals täglich seine Schwester durch die Wohnung, vor allem in den frühen Morgenstunden.

Vor fünf Wochen hatte die Kätzin eine Episode mit interstitieller Zystitis und ist seither unsauber, setzt Harn nur noch auf der Badematte und anderen textilen Materialien, wie z. B. der Bettdecke ab. Eine zweifache Harnuntersuchung war unauffällig, die Kätzin ist inzwischen als gesund beurteilt.

Es gibt zwei Katzentoiletten, die beide im Badezimmer stehen und ein- bis zweimal täglich gereinigt werden. Eine der Toiletten ist mit einer Haube geschlossen, die zweite offen; als Einstreu wird eine nicht klumpende grobkörnige Bio-Streu verwendet.

Die Katzen werden zweimal täglich mit Feuchtfutter gefüttert, Trockenfutter lehnt die Besitzerin ab, obwohl es die Katzen gerne fressen.

Die Besitzerin spielt mit den Katzen nicht regelmäßig, weil diese nicht zu motivieren sind. Seit die Kätzin unsauber ist und auf die Bettdecke gepinkelt hat, dürfen die Katzen nicht mehr ins Schlafzimmer.
Schon bei oberflächlicher Betrachtung sind an diesem Fall mehrere **ursächliche Faktoren** beteiligt:

- Unmittelbarer Auslöser für die Unsauberkeit ist die gesundheitliche Problematik der schmerzhaften Zystitis.
- Das Katzenklo-Management ist in mehrfacher Hinsicht mangelhaft (▶ Kap. 3.2.3).
- Der Kater ist unterbeschäftigt und aufgrund langer Hungerphasen frustriert, sodass er seine Aggression auf die Kätzin umrichtet (▶ Kap. 4.5).
- Chronischer sozialer Stress ist ein wichtiger Auslöser für die interstitielle Zystitis.

Die alleinige Behandlung der Zystitis löst das Unsauberkeitsproblem nicht, weil die Kätzin einen neuen – für sie angenehmen – Ausscheidungsort gefunden und als Gewohnheit etabliert hat (▶ Kap. 2.3). Die weiteren Defizite wie Katzenklo-Management, katzengerechte Fütterungsstrategie in vielen kleinen arbeitsaufwendigen Portionen sowie interaktive Beschäftigung müssen ebenfalls berücksichtigt werden, um den chronischen Stress zwischen den Katzen zu reduzieren.

3.2.2 Unsauberkeit und Harnmarkieren analysieren

Um die Motivation der Katze zu verstehen und eine wirksame Behandlung zu finden, sollte der Symptomkomplex so gut wie möglich analysiert werden.

Wichtige Fragen dazu sind:

- **Was?** Setzt die Katze Kot und/oder Harn außerhalb der Katzentoilette ab?
- **Wie oft?** Normale Harnabsatzfrequenz der erwachsenen Katze ist ungefähr dreimal täglich; Kotabsatzfrequenz einmal täglich. Häufigerer Harnabsatz ist ein Hinweis auf gesundheitliche Probleme oder Harnmarkieren.
- **Seit wann?** Je länger ein Unsauberkeitsproblem besteht, desto schwieriger ist es zu lösen, weil es sich als Gewohnheit etabliert hat.
- **Wo?** Ausscheidung neben oder im Nahbereich der Katzentoilette bedeutet, dass die Katze den Standort an sich akzeptiert, aber die Detailbedingungen wie Größe, Typ, Einstreu oder Sauberkeit nicht mag. Völlig andere Orte als das angebotene Katzenklo sind ein Hinweis, dass die Katze den Standort nicht gut findet. Harnmarkieren an den Außengrenzen der Wohnung wie Fenster, Türen und Katzenklappe ist ein Hinweis auf Stress durch fremde Katzen; Harnmarkieren im Wohnraum an Möbeln, Stiegen oder Elektrogeräten ist ein Hinweis, dass die Katze eher auf innerfamiliäre Spannungen reagiert.
- **Wie?** Wenn die Katze direkt oder anhand eines Videos beobachtet wird, können Harnmarkieren oder körperliche Probleme sehr viel leichter identifiziert werden.
- **Was wurde bereits versucht?** Lösungsversuche können ein Problem verschlimmern, dann sollte der Lösungsversuch überdacht und ausgebaut und noch einmal versucht werden. Dies sollte durch ein Protokoll überwacht werden.

Bei der Analyse können in einen Wohnungsplan mit Katzentoiletten Unsauberkeitsstellen eingezeichnet werden. Entsprechenden Bilder zur Dokumentation können sehr hilfreich sein (▶ Abb. 3-2).

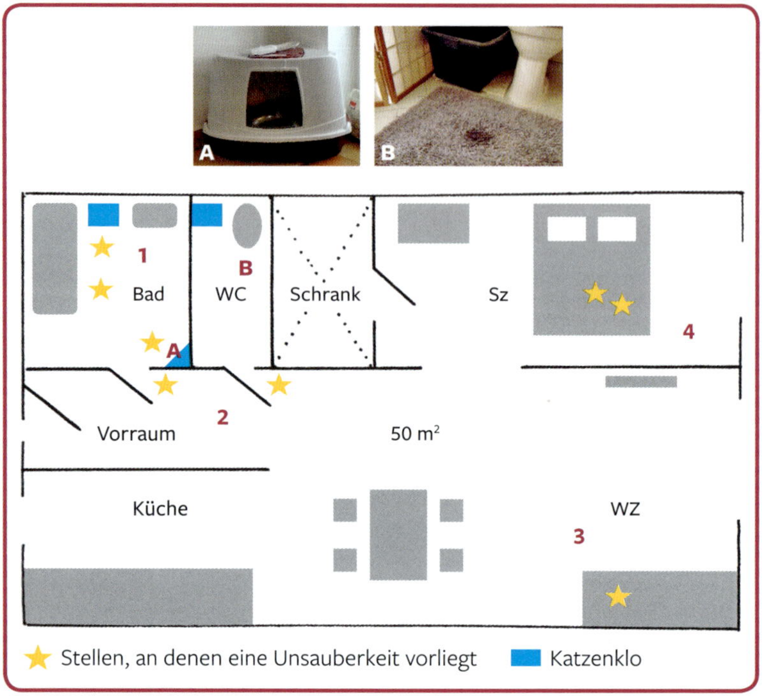

Abb. 3-2 Mit einer Skizze des Wohnungsplans, Bildern zur Dokumentation und dem zeitlichen Verlauf (rote Zahlen) kann ein Unsauberkeitsproblem analysiert werden.

3.2.3 Katzenklo-Management

Neben medizinischen Ursachen sind vor allem Mängel im Katzenklo-Management ganz wichtige Gründe für Unsauberkeit. Von der Katze wird erwartet, dass sie eine angebotene Katzentoilette ungeachtet aller Umstände benutzt. Hinzu kommt, dass im Handel angebotene Materialien eher den Besitzer- als den Katzenbedürfnissen entsprechen.

Das bedeutet auch, dass sehr viele „unsaubere" Katzen tatsächlich sauber sind, sie benutzen nur nicht wie erwartet die angebotenen Plätze, sondern haben für sich neue Ausscheidungsorte gefunden, die ihren eigenen Vorstellungen besser entsprechen.

Obwohl es sich beim Harnmarkieren um Kommunikation handelt, kann ein verbessertes Katzenklo-Management auch hier erfolgreich sein, weil ein besseres Angebot an Ressourcen den Stress von Katzen insgesamt reduziert.

BEACHTE

Auch wenn eine Katze die Katzentoilette benutzt, bedeutet dies nicht, dass sie damit zufrieden ist!
Katzen können in eine Katzentoilette durch attraktive Gestaltung – **Erlebnisklo** – eingeladen, aber nicht gezwungen werden.
Mit einer Auswahl unterschiedlicher Streusorten nebeneinander angeboten, kann sich die Katze selbst für einen Streutyp entscheiden, den sie am meisten bevorzugt.

CHECKLISTE

So funktioniert es mit der Katzentoilette

- Es sollten **mindestens** zwei verschiedene Ausscheidungsorte vorhanden sein, da Katzen Kot und Harn gerne an unterschiedlichen Orten absetzen.
- Die **Standorte** sollten für die Katze immer zugänglich sein und nicht zu abgelegen. Auf jeder Wohnetage sollte zumindest eine Katzentoilette vorhanden sein. Enge Räume ohne Fluchtwege wie Bad, Klo, Abstellraum in problematischen Mehrkatzen-Haushalten sollten vermieden werden.
- **Katzentoiletten** sollen **abseits von Futter**- und **Wasser**stellen stehen.
- **Jede Wohnetage** sollte mindestens eine Katzentoilette haben.
- Die Katzentoilette sollten ausreichende **groß** sein (▶ Abb. 3-3a), sodass sich die Katze darin **bequem umdrehen** kann. Handelsübliche Katzentoiletten sind oft zu klein – insbesondere für große Rassen sowie ältere und behinderte Katzen.
- **Feingranulierte klumpende Einstreu** entspricht am ehesten den Katzenbedürfnissen (▶ Abb. 3-3a) und wird von den meisten Katzen spontan sehr gerne angenommen.
- **Parfümzusätze vermeiden**.
- **Sauberkeit** ist abhängig von individuellen Katzen- und Besitzervorstellungen. Ein gut gepflegtes Katzenklo **riecht nicht** und kann überall im Wohnraum stehen. Es sollte immer für die Katze zugänglich und nicht verschlossen sein (▶ Abb. 3-3b).

Konsequente Verbesserungen in diesen Punkten bringen in den meisten Fällen raschen Erfolg.
Auch wenn Katzenbesitzer schon einige Maßnahmen ausprobiert haben, fehlt dabei jedoch oft die Konsequenz, Struktur und Erfolgskontrolle.

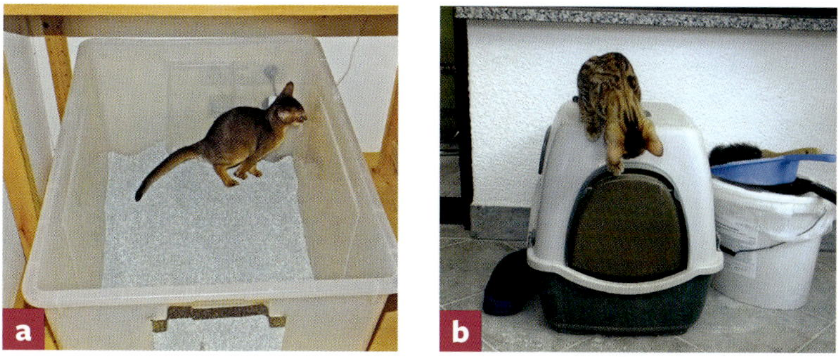

Abb. 3-3 Katzentoiletten

a Sie sollten ausreichend groß und mit reichlich feinkörniger klumpender Streu gefüllt sein.

b Geschlossene Katzentoiletten sind ungeeignet und eine sehr häufige Ursache für Unsauberkeit.

3.2.4 Protokoll

Zur Überprüfung jeglicher Behandlungsmaßnahmen sollte unbedingt ein **Protokoll** geführt werden (▶ Abb. 3-4). Hierfür gut geeignet sind mit Farben und Symbolen gestaltete Tabellen, wie z. B. mit Excel. In diese Tabelle werden täglich alle durchgeführten Maßnahmen, wie z. B. neue Katzenstreu, neue Standorte, Gabe von Nahrungsergänzungen oder Medikamenten, und deren Effekt auf die Symptomatik eingetragen.

Jede Veränderung sollte grundsätzlich mindestens 10–14 Tage beobachtet werden, um zu sehen, ob und wie sie die Katze annimmt. Davon ausgenommen sind natürlich Misserfolge und eine Verschlechterung des Zustandes.

Datum	Unsauberkeit	Maßnahme	Nahrungsergänzung	Sonstiges
1.1.		Tierarzt		
2.				
3.				
4.				
5.		neues Klo + Streu		
6.			Nahrungsergänzung	
7.				
8.				
9.				
10.				
11.				ganzer Tag allein
12.				Kinderbesuch
13.				
14.				
15.				
16.				
17.				
18.				
19.				
20.				
21.				
22.				
23.				

Abb. 3-4 Mit einem detaillierten Protokoll wird ein gutes Monitoring möglich und verdächtige Auslöser werden deutlicher.

3.2.5 Reinigung

Obwohl sich Katzen bei der Wahl eher an den Orten als am Geruch orientieren, ist die solide Reinigung der verunreinigten Stellen eine wichtige Maßnahme.

PRAXISTIPP

- Am besten eignen sich enzymatische und mikrobiologische Reiniger – z. B. Biodor®, Urine Off® etc.
- Ammoniak- und chlorhaltige Reiniger sollten vermieden werden, weil sie Katzen zum weiteren Verwenden der Stellen animieren können.
- Duftmischungen, Katzenfernhaltesprays und ähnliche Produkte sind nicht zu empfehlen.

3.2.6 Weitere Maßnahmen

Neben der großzügigen Verbesserung des Katzenklo-Managements gibt es noch einige weitere Maßnahmen, ein Unsauberkeitsproblem zu lösen:

- Abdecken von Unsauberkeitsstellen mit Nylonfolien oder Alu-Rettungsdecke. Diese Maßnahme darf **nur in Kombination** mit einer optimalen Katzentoilette durchgeführt werden, weil sich die Katze sonst gezwungen sieht, noch einmal neue Orte zu suchen und der Schaden sich dadurch noch vergrößert.
- Lebensraum begrenzen. Insbesondere bei jungen, behinderten oder auch ängstlichen Katzen kann vorübergehend ein kleiner, katzengerecht gestalteter übersichtlicher Lebensraum in einem oder zwei Zimmern sehr effektiv sein.
- Pheromontherapie (▶ Kap. 8.3)
- Nahrungsergänzungen (▶ Kap. 8.2)
- Harnmarkieren kann oftmals nur mit psychoaktiver Medikation befriedigend reduziert werden.

Ein Infoblatt über Unsauberkeit zur Weitergabe an den Besitzer finden Sie auf tfa-wissen.de unter: svg.to/unsauberkeit

3.3 Spiel- und Jagdverhalten

Katzen sind Raubtiere, die bevorzugt kleine Tiere wie Mäuse, Vögel, Insekten, Eidechsen und Ähnliches jagen. Auch die gut sozialisierte (Wohnungs-)Katze behält ihre jagdliche Motivation, die allerdings individuell unterschiedlich stark ausgeprägt sein kann.

Spiel ist ein Verhalten, dass ein Tier dann zeigt, wenn es sich wohl und sicher fühlt und nichts anderes Lebenswichtiges zu tun hat. Bevorzugt spielen natürlich junge Katzen, weil sie beim Spielen Jagen, Bewegungsabläufe sowie soziale Verhaltensweisen erlernen und üben.

Es gibt zwei Arten von Spiel:

- **soziales Spiel** mit anderen Katzen, wobei gleichgeschlechtliche Katzenpartner in ihrem Spielverhalten am besten zusammenpassen, oder dem Menschen als Spielpartner
- **Objekt- oder Beutespiel** mit tatsächlicher Beute oder Spielattrappen. Junge Katzen lassen sich sehr leicht zu einem Objektspiel motivieren. Erwachsene Katzen, die effizientes Jagdverhalten gelernt haben, lassen sich zum Jagdspiel animieren, wenn sie realistische Spielangebote bekommen.

BEACHTE

Auch die gut gefütterte Katze hat noch eine hohe jagdliche Motivation. Jagdverhalten kann nicht abgewöhnt werden – es liegt in der Natur der Katze!
Umgehängte Glöckchen bringen in aller Regel nichts. Vögel werden am besten durch Umweltmaßnahmen wie Dornengebüsch und Brennnesseln oder andere Deckung geschützt.

Während sich die Freilaufkatze ihre jagdlichen Bedürfnisse draußen selbstständig erfüllen kann, ist die in der Wohnung oder im begrenzten Auslauf gehaltene Katze völlig auf den Menschen angewiesen.

Spiel kann auch ganz gezielt für therapeutische Zwecke eingesetzt werden (▶ Kap. 2.6).

PRAXISTIPP

Meine Katze spielt nicht!

Diese Aussage hört man von vielen Besitzern. Doch meist ist das Verhalten der Katze nur auf unpassende Spielangebote und falsche Erwartungshaltungen zurückzuführen.

So spielen Sie richtig mit Katzen:

- Verwenden Sie mindestens fünf verschiedene **kleine** Beuteattrappen (▶ Abb. 3-5) im wöchentlichen Wechsel. Außerhalb der Spielzeiten ist die Spielbeute weggeräumt.
- Realistische Beute sollte sich immer **von der Katze weg-** und nicht auf sie zubewegen.
- Sowohl Katze als auch Beute brauchen Deckung zum Verstecken und Anpirschen.
- Katzen sind dämmerungsaktiv – Abendstunden und dämmriges Licht eignen sich am besten zum Spielen.
- Erwachsene Katzen spielen bereits, wenn sie die Beute beobachten und mit den Augen verfolgen und einen Sprung planen.
- Seien Sie geduldig mit Ihrer Katze! Ungeduld ist eine Spaßbremse im Spiel mit Katzen.
- Planen Sie mindestens einmal täglich interaktives Spiel mit der Katze in den Alltag ein.

Da Katzen einzeln jagen, sind getrennte Spieleinheiten im Mehrkatzen-Haushalt sinnvoll, um jeder Katze ein entspanntes Jagdspiel zu ermöglichen.

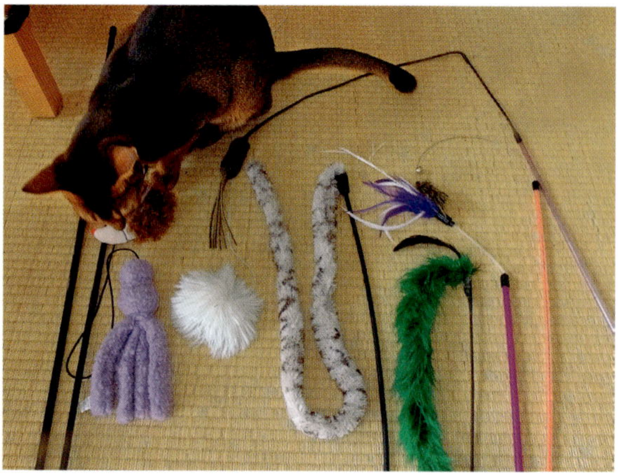

Abb. 3-5 Attraktive Beuteattrappen sind klein und der Besitzer kann sie gut bewegen.

3.3.1 Umgerichtetes Jagdverhalten

Unterbeschäftigte Katzen mit hoher jagdlicher Motivation richten ihre jagdlichen Energien um auf:

- menschliche Füße und Beine
- Hände
- kleine Kinder und Köpfe vorbeigehender Menschen
- Partnerkatzen

BEACHTE

Jagdverhalten ist leise – außer Schnattern und Keckern bei unerreichbarer Beute. Die Katze kommuniziert nicht mit ihrem Opfer.

Wenn die Katze bei einem Angriff faucht, knurrt oder schreit, handelt es sich nicht um Jagdverhalten, sondern um defensive Aggression (▶ Kap. 4.5).

Durch Strafe kann aus umgerichtetem Jagdverhalten defensive Aggression entstehen, weil die Katze Angst bekommt (▶ Kap. 5).

Aufgrund ihrer jagdlichen Motivation eignen sich nicht alle Katzen für die reine Wohnungshaltung bzw. ist die Haltung dieser Katzen im höchsten Maße anspruchsvoll und fordert neben zeitlichem Aufwand auch viel Kreativität des Besitzers.

In manchen Fällen kann es sinnvoll sein, jagdlich besonders aktive Katzen auf einen Platz mit Freilaufmöglichkeit abzugeben.

PRAXISTIPP

Schon bei der Auswahl einer (Jung-)Katze sollte darauf geachtet werden, dass sie sowohl von ihrer Abstammung als auch ihrer frühen Sozialisation (▶ Kap. 1) für die erwarteten Haltungsbedingungen geeignet ist!

Ein Infoblatt über richtiges Spielen mit der Katze zur Weitergabe an den Besitzer finden Sie auf tfa-wissen.de unter: svg.to/richtig_spielen

3.4 „Ungehorsamkeit“

Wenn sich Katzen in den Augen des Besitzers ungehorsam verhalten, z. B. stehlen oder an den Möbeln kratzen, beruht dies auf Fehleinschätzungen. Denn zahlreiche Verhaltensweisen der Katze führen zu Missverständnissen mit dem Menschen.

Unsinnige Versuche, eine Katze mit Maßnahmen wie Strafen, Schimpfen oder Wasserspritzen „erziehen“ zu wollen, intensivieren sehr oft das Problem, weil sich die Katze nun fürchtet und die Mensch-Katze-Beziehung beschädigt wird (▶ Kap. 1.5).

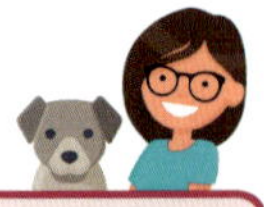

PRAXISTIPP

Beratungen sind am einfachsten zu gestalten, wenn die Tiermedizinisch Fachangestellte (TFA) versucht, die Funktion eines vermittelnden Mediators oder Dolmetschers zwischen Mensch und Katze zu übernehmen.
Verstehen des Katzenverhaltens in Kombination mit Empathie und praktischen Tipps helfen eine „Beziehungsfraktur“ zu heilen.

3.4.1 Kratzmarkieren

Neben dem Gesichts- und Harnmarkieren gehört auch das Kratzmarkieren zum normalen Verhaltensrepertoire der Katze (▸ Abb. 3-6). Es ist aus Sicht des Besitzers ein unerwünschtes Verhalten, das nur umgelenkt, aber nicht abgewöhnt werden kann. Bekommt eine Katze von Anfang an ein gutes Angebot an Kratzmarkierstellen, nimmt sie diese meist gut an (▸ Abb. 3-7).

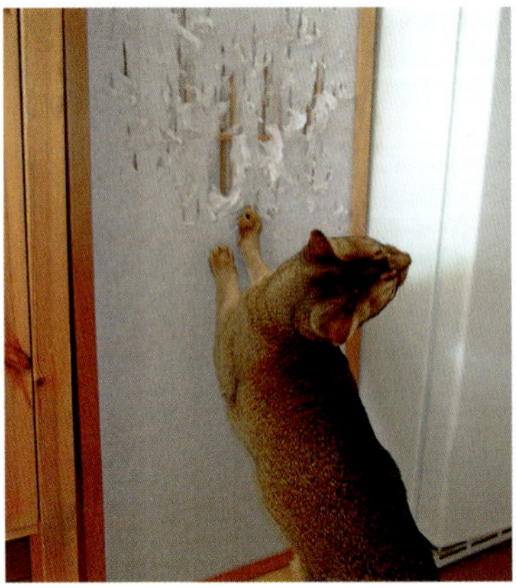

Abb. 3-6 Kratzmarkieren ist ein normales Verhalten der Katze.

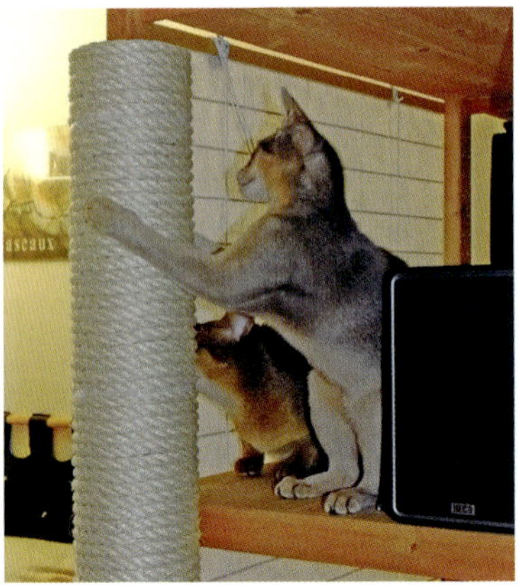

Abb. 3-7 Bekommt eine Katze stets ein gutes Angebot an Kratzmarkierstellen, nimmt sie diese gut an.

Folgende Dinge können Katzen zum Kratzen an Möbeln motivieren

- „Krallenschärfen“. Beim Kratzmarkieren fallen die seitlichen Krallenblättchen ab und die Spitze wird wieder scharf.
- Markierung der Umgebung von Schlaf- und Ruheplätzen
- optische Markierung durch zerkratzte Oberflächen (▶ Abb. 3.7)
- Abbau von Anspannung und Frustration. Typische Orte, um Aufregung abzubauen, sind Fenster und Türen, in der Nähe des Futterplatzes und Orte der Begrüßung. Auch Spiel kann Frustration abbauen.
- als Ritual mit dem Besitzer, da die Katze durch ihr Verhalten sehr oft Beachtung – wenn auch negative – erhält. So lernt die Katze, wie sie Reaktionen auslösen und Aufmerksamkeit bekommen kann (▶ Kap. 3.5).

BEACHTE

Ein einzelner Kratzbaum als *All-inclusive*-Objekt reicht vielfach nicht aus, um alle verschiedenen Kratzmarkierbedürfnisse der Katze zu erfüllen!
Von Anfang an mehrere kleine Kratzstellen an strategisch günstigen Orten anzubieten, ist der beste Weg, um Schäden am Mobiliar zu vermeiden.

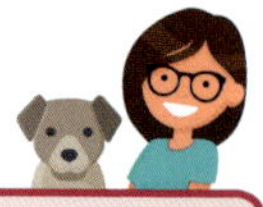

PRAXISTIPP

Es ist sinnvoll, die Funktionen des einen „Kratzbaums“ – Kratzmarkieren, Klettern, Verstecken – zunächst gedanklich zu trennen und für jedes Verhalten eigene Möglichkeiten anzubieten.

Gute Angebote zum Kratzmarkieren sind Kratzbäume oder -stellen, die

- an mehreren Orten verteilt sind – vor allem im Nahbereich von Schlafplätzen, neben Fenstern und Türen, bei der Futterstelle;
- senkrecht, waagrecht oder schräg angebracht sind – es gibt Katzen, die alles akzeptieren oder bestimmte Vorlieben haben;
- aus attraktiven Materialien sind, die „kaputtbar“ sind und somit sichtbare Spuren hinterlassen – Wellpappe, Sisal oder andere Naturfasern, in Einzelfällen auch Weichholz, werden sehr gerne angenommen;
- ins tägliche Spiel eingebaut werden und deren Benutzung belohnt wird (▶ Kap. 2.2);
- mit Katzenminze, Baldrian oder Pheromonen (FeliScratch®) behandelt sind, die das Interesse der Katze zusätzlich erhöhen (▶ Kap. 8).

Ein Infoblatt über Kratzmarkieren zur Weitergabe an den Besitzer finden Sie auf tfa-wissen.de unter: svg.to/kratzmarkieren

3.4.2 Futter stehlen und auf den Tisch springen

Neben dem Kratzmarkieren zählt auch das Springen auf z. B. Tische oder die Küchenanrichte zu den am häufigsten ermahnten Verhaltensweisen, für die eine Katze als „ungehorsam“ angesehen wird (▶ Abb. 3-8).

Für Katzen ist es ein völlig normales Verhalten, auch die Vertikale in ihrem Lebensraum zu nutzen und nicht nur die Bodenfläche. Insbesondere in der Wohnung erweitert die Dreidimensionalität den Lebensraum der Katze, für die Klettern und Springen typische Fortbewegungsarten sind.

Das Interesse an erhöhten Zonen hat mehrere Gründe:

- Neugier und Explorationsverhalten
- Suche nach Futter oder Untersuchen spannender Gerüche
- Gefühl von Sicherheit, weil die Katze von oben einen besseren Überblick hat
- sozialer Kontakt und Nähe zum Menschen

Ganz besonders junge aktive Katzen lassen sich durch ein Verbot oder wiederholtes Hinunterschubsen nicht oder kaum beeindrucken. Motivation und Ausdauer einer jugendlichen Katze sind enorm.

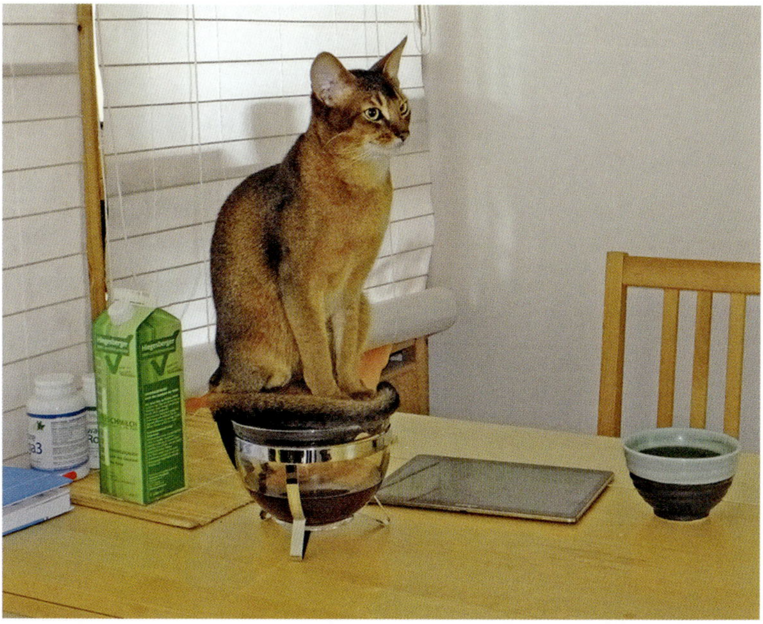

Abb. 3-8 Es gibt viele Gründe, warum Katzen gerne auf dem Tisch sitzen.

BEACHTE

Die Katze lernt durch Hinziehen des Interesses auf akzeptable alternative Möglichkeiten und Belohnung und *nicht* durch mehr Druck, lautes Schimpfen oder heftigere Äußerungen und Gesten. Obwohl Strafmaßnahmen manchmal erfolgreich zu sein scheinen, zerstören sie doch allzu oft das fragile Vertrauen der Katze in den Menschen und Verbote erweitern ihre Verhaltensoptionen nicht.

Hunger und hohe Futtermotivation, vor allem von Jungkatzen, sind sehr oft auf nicht katzengerechte Fütterungsstrategien zurückzuführen.

Natürlicherweise fressen Katzen **fünf bis zehn sehr kleine Mahlzeiten**, die mit einem Such- und Arbeitsaufwand verbunden sind.

Hungrige neugierige Katzen nutzen daher **jede Möglichkeit**, an Futter zu kommen – dazu gehört auch das „Stehlen“ von Futter.

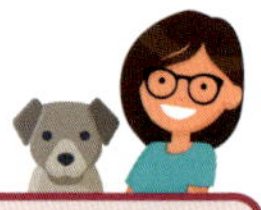

PRAXISTIPP

Katzen sollten nach Möglichkeit immer Zugang zu Futter haben oder über den Tag verteilt viele kleine Mahlzeiten erhalten. Um Übergewicht und Langeweile zu vermeiden, sollte insbesondere Trockenfutter grundsätzlich als **Arbeitsessen** – also in „Fummelbrettern“ oder Foodpuzzles angeboten werden. Mehrere kleine Futterstellen, versteckte Leckerbissen oder das NoBowl Feeding System® können das Interesse der Katze sehr gut zu erwünschten Plätzen lenken, weil die Katze durch sie Erfolgserlebnisse bekommt (▶ Abb. 3-9). Mit einfachen Trainingstechniken (▶ Kap. 1, ▶ Kap. 2) lernt eine Katze bestimmte Sitzplätze einzunehmen, wenn sie etwas möchte – auf diesem Weg wird eine Tabuzone „Tisch“ oder „Küchenanrichte“ durch sinnvolles Training ergänzt.

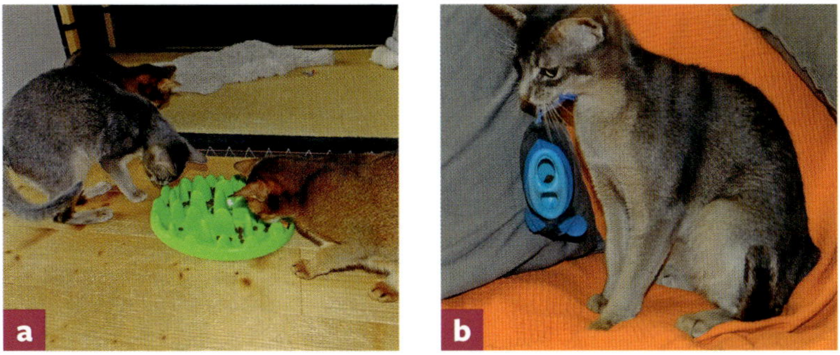

Abb. 3-9 Katzen sollen für einen Teil ihres Futters arbeiten – das ist eine sinnvolle Beschäftigung und beugt Übergewicht vor.
a Catch Green® von Northmate
b Mobiles Foodpuzzle zum Suchen: NoBowl Feeding System®

Ein Infoblatt über Präventionsmaßnahmen zur Weitergabe an den Besitzer finden Sie auf tfa-wissen.de unter: svg.to/praevention

3.5 Aufmerksamkeitsforderndes Verhalten

Aufmerksamkeitsforderndes Verhalten ist ein typisches Verhaltensproblem aktiver und unterbeschäftigter Katzen. Nach wie vor unterschätzen Katzenbesitzer die Zeit und Zuwendung, die eine Katze braucht. Fälschlicherweise als *normal* wird die ruhige Katze angesehen, die sich allein beschäftigt und für Schmuseeinheiten zur Verfügung steht, wenn der Besitzer es will.

FALLBEISPIEL

Felix, ein zweijähriger kastrierter Kater, weckt seine Besitzerin nachts, vokalisiert viel, ist unruhig, fordert Spielen ein, wirft Dinge von Regalen, ist destruktiv und tut immer wieder etwas, das die Besitzerin stört: *„Das macht er nur, um mich zu ärgern und Aufmerksamkeit zu bekommen!“*.

Mit in der Konsultation ist sein Bruder Moritz, ein unauffälliger, etwas ängstlicher, übergewichtiger Kater, den die Besitzerin als ausgesprochen „brav“ empfindet.

Aus ihrer Sicht, ist der aktive Kater nicht normal und benötigt eine Behandlung, damit er so „brav“ wie sein Bruder wird.

Nach gründlicher Betrachtung der Symptome ist dieser Kater aus ethologischer Sicht als normal zu betrachten, auch wenn sein Verhalten aktuell die Beziehung belastet.

In der **Beratung** gilt es:

- die Besitzerin generell über körperliche und mentale Bedürfnisse dieser Katze aufzuklären
- autonome und interaktive Beschäftigungsmöglichkeiten zu finden, die beiden Katzen Spaß machen
  - Activity Feeding mit diversen „Fummelbrettern“, Foodpuzzles und Futtersuche
  - interaktives Spiel (▶ Kap. 2.6, ▶ Kap. 3.3)
  - Clickertraining als Beschäftigung und um erwünschtes Verhalten mit positivem Feedback zu bestätigen (▶ Kap. 2.4)
  - interessante Gerüche und Objekte als Abwechslung und Anregung in den Alltag zu bringen – Kartons, Papiersäcke (Griff durchschneiden), Federn, Steine etc. (▶ Abb. 3-12)
  - Erlebnisausflüge an der Leine (nach Gewöhnung) (▶ Abb. 3-11)

BEACHTE

Katzen sind nicht lästig, um des Lästigseins willen, sondern weil sie etwas brauchen – Zuwendung, Beschäftigung oder Aufmerksamkeit (▶ Abb. 3-10, ▶ Abb. 3-11).
Die grundsätzliche Frage bei allen Problemen im Zusammenhang mit aufmerksamkeitsforderndem Verhalten ist, ob die Katze **tatsächlich** die von ihr individuell benötigte Zuwendung bekommt.

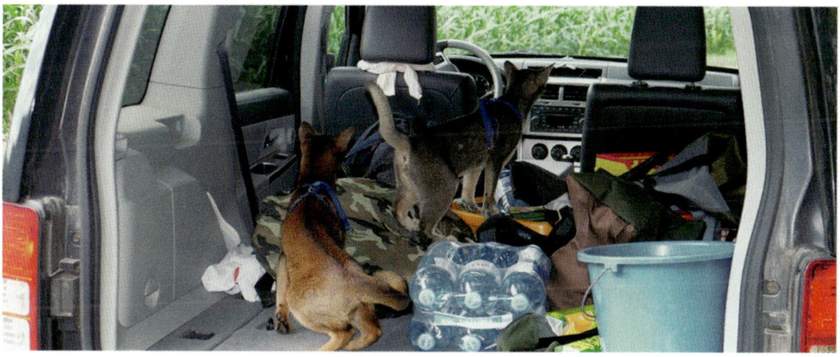

Abb. 3-10 Es gibt viele Erlebnisräume, die Abwechslung ins Katzenleben bringen.

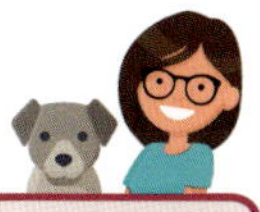

PRAXISTIPP

Extinktion (▶ Kap. 2.8) ist insbesondere bei intelligenten und aktiven Katzen nicht immer eine erfolgversprechende Therapie! Die Ausdauer von Katzen übersteigt sehr oft die der Besitzer und führt dann im schlimmsten Fall zu noch mehr Hartnäckigkeit der Katze und einer weiteren Verschlechterung der Beziehung. Am besten bietet man der Katze zusätzlich zur Strategie der Extinktion noch alternative Verhaltensmöglichkeiten.

3.6 „Hyperaktivität“

Als hyperaktiv bezeichnete Katzen sind in aller Regel nicht im psychopathologischen Sinn hyperaktiv, sondern nur *sehr aktive* Katzen.

BEACHTE

Hyperaktivität als psychische Störung ist **bei Katzen selten**.
Die Symptome von Hyperaktivität beruhen auf fehlender Selbstkontrolle und einem fehlenden inneren Stoppsignal.
Versucht man eine hyperaktive Katze durch äußere Mittel zum Stopp zu zwingen oder festzuhalten, reagiert sie heftig und aggressiv, weil sie nicht stillhalten kann.
Hyperaktive Katzen:

- schlafen kaum
- spielen dauernd, hemmungslos, grob und aggressiv
- können nicht stillhalten
- fressen extrem schnell
- wurden oft mit der Hand aufgezogen oder nicht durch eine sozial kompetente erwachsene Katze

Vor allem die Lebensphase zwischen zwölf Wochen und rund einem Jahr ist eine sehr aktive, in der junge Katzen ausgesprochen anstrengend sein können. Hunger, Neugier und Spielfreude sind in dieser Lebensphase sehr ausgeprägt. Der ausbleibende Erziehungserfolg durch übliche Straf-Maßregelungen führt zu Frustration und Ärger beim Besitzer und Angst bei der Katze (▶ Kap. 1, ▶ Kap. 5).

Ähnlich wie beim Fordern von Aufmerksamkeit wird das Aktivitäts- und Lernbedürfnis der Katze oftmals unterschätzt. Je nach ihrer Abstammung (Genetik) und individuellen Persönlichkeit kann sich die Katze mehr oder weniger gut mit Langeweile und Reizarmut abfinden.

Das Spiel unausgelasteter, sehr aktiver Jungkatzen – vor allem von jungen Katern – kann ziemlich grob werden. Wird dieses soziale Spiel

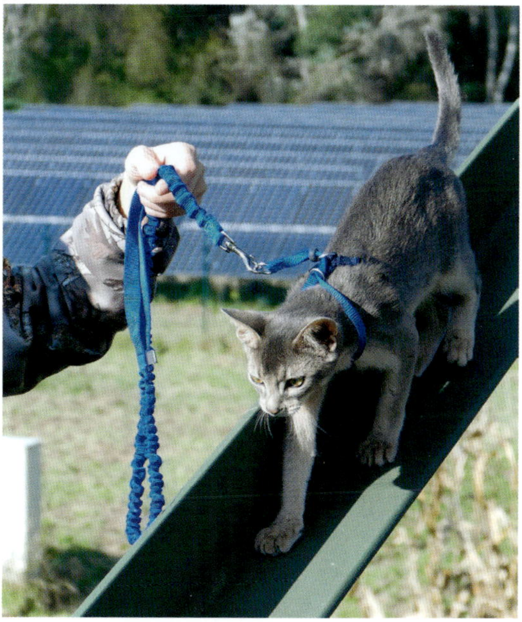

Abb. 3-11 Sind Katzen mit Brustgeschirr und Leine vertraut, können kurze Ausflüge ein spannendes Erlebnis sein.

nicht von Anfang an konsequent auf entsprechende Spielsachen umgelenkt und die Selbstkontrolle durch Spielen mit den Händen unterlaufen, kann sich das Spiel zur spielerischen Aggression entwickeln (▶ Kap. 4.5.9).

Durch die eingeschränkten Beschäftigungsmöglichkeiten in einer Wohnung wird sehr aktives Verhalten besonders bei reiner Wohnungshaltung auffällig, aber auch Katzen mit Freilauf können mitunter sehr fordernd werden, wenn sie Beschäftigung brauchen.

FALLBEISPIEL

Chester ist ein roter, acht Monate alter kastrierter Kater, der mit sieben Wochen von einem Bauernhof gerettet wurde. Er lebt mit einem älteren Ehepaar nur in der Wohnung und wird vorgestellt, weil er ausgesprochen grob, um nicht zu sagen brutal, spielt und dauernd aktiv ist.

Immer wieder versucht er, die Füße seiner Besitzer aus dem Hinterhalt zu attackieren und beißt in die Hände, wenn er gestreichelt wird. Erschwerend kommt hinzu, dass der Besitzer unter blutverdünnender Therapie steht und bereits kleine Kratzer von Chester zu starken Blutungen führen.
In der Konsultation zeigt sich Chester sehr aufgeweckt, exploriert den gesamten Raum und nimmt von sich aus Kontakt auf. Futterbelohnungen nimmt er sofort und einige Übungen wie ein Nasentarget und ein Sitzplatztarget lernt er rasch und arbeitet mit großer Begeisterung mit. Die klinische Untersuchung toleriert er ohne Probleme.
Die gesamte Beschreibung der Symptome und Präsentation von Chester spricht für ein altersentsprechendes normales Verhalten eines sehr aktiven und unausgelasteten Katers. Die Besitzer haben zwar schon Katzen gehabt, aber alle waren sehr viel ruhiger als Chester.
Nach dem ersten Schritt der Analyse des Problemverhaltens bekommen die Besitzer eine Anleitung, wie sie Chester sowohl autonom als auch interaktiv mehr beschäftigen können:

- Fütterungsstrategie: mindestens fünf kleine Mahlzeiten und Angebot von Trockenfutter ausschließlich in sogenannten Fummelbrettern oder Foodpuzzles (▶ Abb. 3-9, ▶ Abb. 3-10)
- viele kleine interaktive Spieleinheiten über den Tag verteilt mit wöchentlich wechselnden kleinen Beuteattrappen an einer Schnur oder Angel – und ausreichendem Abstand zum Menschen (▶ Kap. 2.6)
- Angebot von Spielzeugen zum Beißen und Treten (▶ Abb. 3-12)
- mehrmals täglich kurze Übungseinheiten mit Clickertraining, um erwünschtes Verhalten positiv zu bestärken (▶ Kap. 2.2)

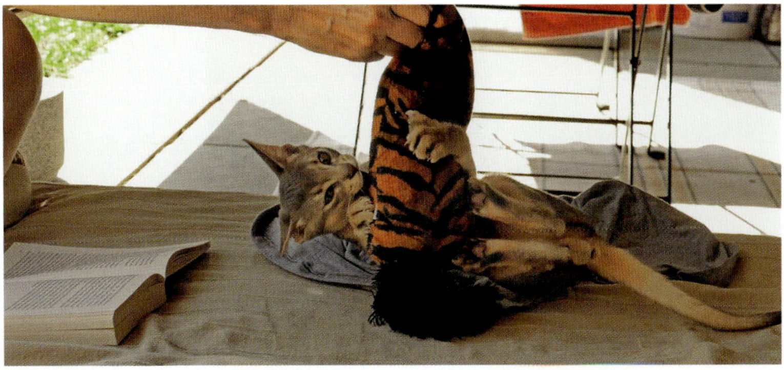

Abb. 3-12 Für grob spielende Katzen eignen sich sogenannte Erziehungshelfer, die sie beißen und treten dürfen.

Aktive und lebhafte Katzen benötigen strukturierte Beschäftigungsmöglichkeiten und ausreichende Abwechslung an Sinnesreizen. Mehrere kurze Beschäftigungs- und Trainingseinheiten sind besser als nur eine lange Spielrunde. Eine abwechselnde Kombination aus Spielen mit körperlichem Einsatz und mental fordernden Trainingseinheiten ist die beste Strategie für sehr aktive Katzen.

Um zusätzlich zu den anderen Beschäftigungsmöglichkeiten das Bewegungsbedürfnis sehr aktiver Katzen zu befriedigen, kann ein spezielles **Laufrad** für Katzen angeboten werden (▶ Abb. 3-13). Obwohl es einen gewissen Platzbedarf beansprucht, können Katzen damit vor allem in kleinen Wohnungen Bewegungsaktivität und spontane Energieausbrüche ausleben.

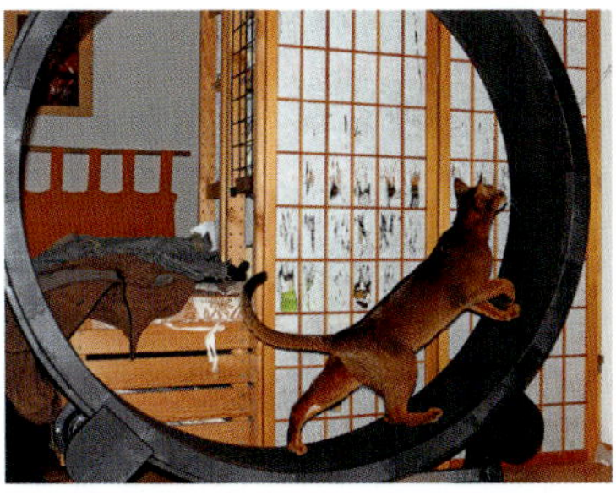

Abb. 3-13 Mit einem Katzen-Laufrad bekommen auch lauffreudige Katzen ausreichend Bewegungsspielraum.

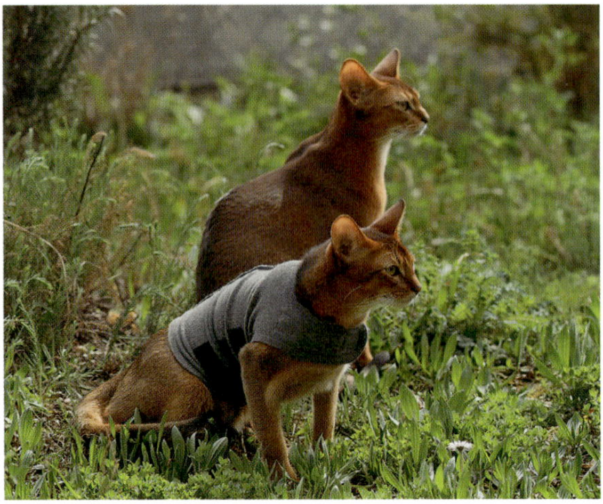

Abb. 3-14 Mit dem Thundershirt® erleben aktive Katzen ihren Körper völlig neu.

Mithilfe von zeitweiligen Körperbandagen oder einem Thundershirt® können sehr aktive Katzen lernen, sich mehr auf sich selbst und den eigenen Körper zu konzentrieren. Da auch das Springen und die Fähigkeit, sich selbst umzudrehen, beeinträchtigt sind, dürfen diese Maßnahmen nur unter Aufsicht angewendet werden. Um Stress zu vermeiden, muss die Katze langsam an diese Begrenzungen ihres Körpers gewöhnt werden (▸ Kap. 8.5).

Ein Infoblatt über Katzenerziehung zur Weitergabe an den Besitzer finden Sie auf tfa-wissen.de unter: svg.to/katzenerziehung

4 Aggressionsverhalten

Kerstin Röhrs

4.1 Allgemeine Einführung

BEACHTE

Aggressionsverhalten ist ein normaler Teil des Sozialverhaltens von Katzen.

Aggressionsverhalten umfasst sämtliche Verhaltensweisen, die zur Beeinträchtigung der physischen und/oder psychischen Unversehrtheit eines anderen Individuums führen. Ausgenommen sind Verhaltensweisen, die im Rahmen von echtem Jagdverhalten gezeigt werden (▸ Kap. 3.3, ▸ Kap. 4.5.9).

Die Katze kann Aggressionsverhalten bei der Verteidigung verschiedener Ressourcen („wichtige Dinge im Leben der Katze") zeigen, wie z. B. bei der Verteidigung des Territoriums oder anderer „Besitztümer", sowie bei subjektiver oder objektiver Bedrohung der eigenen körperlichen Unversehrtheit. Durch aggressives Verhalten soll die Entfernung zu einer möglichen Bedrohung hergestellt oder vergrößert werden. In diesem Zusammenhang ist es wichtig, auf die Formulierung **„subjektive**

Bedrohung" einzugehen: Damit ist gemeint, dass aus Sicht der Katze eine Bedrohung vorliegt – auch wenn der Mensch das nicht nachvollziehen kann oder sich der Bedrohung gar nicht bewusst ist.

Um Aggressionsverhalten zu verstehen, ist es wichtig, sich die Situation, in der die Katze das Verhalten zeigt, genau anzuschauen und möglichst viele Zusammenhänge und Auslöser zu erkennen.

Das gezeigte Verhalten und Ausdrucksverhalten gibt dem Gegenüber Auskunft, wie wichtig eine **Ressource** ist und wie viel die Katze bereit ist, dafür einzusetzen. Um das Risiko ernsthafter Verletzungen zu minimieren, muss der Besitzer das Verhalten der Katze korrekt einschätzen und entsprechend deeskalierend darauf reagieren (▶ Kap. 4.4).

4.2 Ätiologie

Grundsätzlich ist Aggressionsverhalten neben Flucht und Erstarren („etwas über sich ergehen lassen") eine mögliche Reaktion in einer Bedrohungssituation. Katzen zeigen bei Bedrohung aber nicht grundsätzlich Aggressionsverhalten – wenn möglich, gehen sie einem aggressiven Konflikt lieber aus dem Weg.

Aggressionsverhalten ist eigentlich eher ein Symptom für eine Störung und keine eigenständige Diagnose. Als Ursache für aggressives Verhalten kommen verschiedene Faktoren infrage. Grundsätzlich kann alles, was das Wohlbefinden der Katze beeinträchtigt, ursächlich für aggressives Verhalten sein.

Für eine gute **Compliance des Besitzers** und das Verständnis der zu ergreifenden Maßnahmen ist es oft sinnvoll, zwischen Ursache und Auslöser zu unterscheiden.

Beispiel „aggressives Verhalten beim Hochheben":

1. Bauchschmerzen könnten die Ursache sein, dann ist das Hochheben der Auslöser – in diesem Fall muss der Grund für die Bauchschmerzen gefunden und behandelt werden und Hochheben ist zunächst möglichst zu vermeiden.
2. Die Katze könnte einfach nicht ans Hochheben gewöhnt sein. Dann wäre mangelnde Erfahrung und Angst die Ursache und das

Hochheben der Auslöser. In diesem Fall muss mit der Katze das Hochheben über positive Verstärkung trainiert werden.

3. Vor zwei Tagen hat der Besitzer die Katze in Anwesenheit der Partnerkatze hochgehoben und ihr versehentlich wehgetan – es hat Lernverhalten stattgefunden. Dann ist die Kombination von Schmerz und Lernerfahrung („Angst vorm nächsten Mal“) die Ursache und das Hochheben und/oder die „Anwesenheit der Partnerkatze“ der Auslöser. Es ist sogar möglich, dass die Katze die bloße „Anwesenheit der Partnerkatze“ als Ursache für Schmerz verknüpft hat und nachfolgend schon deren Anblick aggressives Verhalten auslöst. In diesem Fall kann es sinnvoll sein, das Hochheben zunächst in Abwesenheit der Partnerkatze zu trainieren und separat deren Anblick/Anwesenheit zu desensibilisieren oder mit Gegenkonditionierung zu arbeiten.

Tatsächlich ist es in der Realität oft nicht möglich, ganz klar zu trennen – sowohl bei den Ursachen als auch bei den Auslösern können Mischformen vorliegen. Es ist dann notwendig, dem Besitzer zu erklären, warum welche Maßnahmen getroffen werden, eventuelle Schwerpunkte und den zeitlichen Ablauf („was zuerst“) zu erläutern.

Vor einer Beurteilung sollte die Katze auf jeden Fall gründlich untersucht werden, um mögliche klinische Erkrankungen als Ursache für das aggressive Verhalten zu identifizieren und zu behandeln (▶ Tab. 4-4, ▶ Kap. 4.5.4).

4.3 Differenzialdiagnosen

Als Differenzialdiagnosen kommen die verschiedenen Aggressionsformen (▶ Kasten S. 74) sowie Angststörungen (▶ Kap. 5) und spezifizierte Aggressionsformen im Rahmen abnormal-repetitiven Verhaltens (▶ Kap. 6.5) bzw. deren Ursachen infrage. Auch verschiedene klinische Erkrankungen können mit dem Auftreten von Aggressionsverhalten einhergehen und sollten differenzialdiagnostisch abgeklärt werden (▶ Kap. 4.5.4).

Aggressives Verhalten bei der Katze – die verschiedenen Aggressionsformen

- Angstaggression
- schmerzbedingte Aggression
- irritative Aggression/Petting & Biting
- pathophysiologische Aggression
- erlernte Aggression
- umgerichtete Aggression
- intraspezifische Aggression
- possessive (besitzbezogene) Aggression
- spielerische Aggression
- territoriale Aggression
- idiopathische Aggression

Um aggressives Verhalten hinsichtlich der Ursachen, der Empfehlung der zu ergreifenden Maßnahmen und der Prognose genauer beurteilen zu können, ist es sinnvoll, manche Aspekte genauer zu betrachten (▶ Tab. 4-1).

BEACHTE

Häufig lässt sich das aggressive Verhalten einer Katze nicht konkret oder ausschließlich auf eine Ursache zurückführen. Eine ausführliche mündliche Befragung oder das Beantworten eines (standardisierten) Fragebogens kann hilfreich sein, die Ursache herauszufinden. Erfahrungsgemäß fallen den Besitzern beim Beantworten der Fragen Details oder Zusammenhänge ein, die ihnen sonst eventuell nicht aufgefallen wären.

Tab. 4-1 Verschiedene Aspekte bei der Beurteilung aggressiven Verhaltens

Aspekte		Beurteilung
genaue Beschreibung des Verhaltens	Körpersprache	defensiv, offensiv, ambivalent
Kontext	Ort	immer am selben Ort, an unterschiedlichen Orten
	Zeit	immer zur gleichen Zeit, zu unterschiedlichen Zeiten, tagsüber, nachts
	Anwesende	Bestimmte Personen oder Tiere sind an- oder abwesend.
	Bezug zu anderen Ereignissen	Klingeln an der Haustür, Besitzer kommt nach Hause, Futter wird vorbereitet, Fütterung, „der ganze Tag war schon stressig“
zeitliche Entwicklung	Seit wann?	schon immer, seit Katze in Besitz, seit Kurzem, seit Längerem, seit „einem bestimmten Ereignis“
	Wie oft?	unregelmäßig, mehrmals täglich, täglich, wöchentlich, monatlich
	Tendenz	wird seltener, häufiger
Veränderungen, die in einem zeitlichen Verhältnis stehen könnten	Veränderungen der räumlichen Strukturen	Umzug, Umbau, Renovierung, veränderte Nutzung bestimmter Areale/Räumlichkeiten
	Veränderungen der zeitlichen Strukturen	Besitzer hat veränderte Arbeitszeiten, damit ändern sich Zeiten für Fütterung, Beschäftigung, Sozialkontakt, Zuwendungszeiten sind kürzer
	Veränderungen der sozialen Strukturen	Menschen (Lebenspartner, Kinder, Baby), Katzen, andere Tiere kommen hinzu oder verlassen den Haushalt

▶▶

Tab. 4-1 Verschiedene Aspekte bei der Beurteilung aggressiven Verhaltens

Aspekte		Beurteilung
weitere Verhaltenssymptome	Symptome für Angst	► Kapitel 4.5.1
	veränderte Aktivität	zieht sich zurück, aktiver, schläft mehr, schläft weniger
	veränderte räumliche Vorlieben	bestimmte Plätze werden neuerdings bevorzugt (Durchgänge, Türen, erhöhte Plätze, Verstecke)
Entwicklung der Katze	Herkunft	Privathaushalt, Bauernhof, Tierschutz
	Aufzuchtbedingungen	in einer Familie, mutterlose Aufzucht, wie sozialisiert?
	Krankheiten	Krankheiten, die mit Schmerzen verbunden sind, Störungen des ZNS (► Kap. 4.5.4)
bisherige Maßnahmen	Wie erfolgreich?	Verhalten ist seltener oder häufiger geworden, anderes Problemverhalten ist hinzugekommen
	Was?	Managementmaßnahmen, verhaltenstherapeutische Techniken, Medikamente
Beurteilung der Gefährlichkeit	offensiv/defensiv	Führt das aggressive Verhalten zu Verletzungen? Wenn ja, wie oft, wie schwer?
	Vorhersehbarkeit	vorhersehbar, unvermittelt
	Kontrolle	Welche Managementmaßnahmen sind sofort möglich (Haltung in einem separaten Raum)? Wie lange können sie aufrechterhalten werden?

4.4 Allgemeine Therapieansätze

Die spezielle Therapie hängt von der konkreten Diagnose im Einzelfall ab. Grundsätzlich beinhalten allgemeine Therapieansätze folgende Maßnahmen:

1. Sofortmaßnahmen
2. Abklärung klinischer Ursachen bzw. deren Behandlung
3. Erklärung über die Entstehung des Problems, Vermittlung von Grundlagenwissen
4. Optimierung der Lebensumstände
5. verhaltenstherapeutische Techniken
6. Training eines erwünschten Alternativverhaltens

Darüber hinaus kann auch die Gabe von Nahrungsergänzungsmitteln (▶ Kap. 8) oder Psychopharmaka (▶ Kap. 5.5.8) sinnvoll sein. Ob und welche Präparate im Einzelfall zu empfehlen sind, kann nur ein Tierarzt entscheiden.

Ein Infoblatt über den Umgang mit Aggressionsproblemen zur Weitergabe an den Besitzer finden Sie auf tfa-wissen.de unter: svg.to/aggressionsprobleme

4.4.1 Sofortmaßnahmen

Aggressionsverhalten bei Katzen kann für die Umgebung mehr oder weniger gefährlich sein. Die Beratung des Besitzers sollte daher unbedingt Hinweise zu Sofortmaßnahmen enthalten, bei denen die Verhinderung weiterer Vorfälle im Vordergrund steht (▶ Tab. 4-2).

Tab. 4-2 Sofortmaßnahmen bei Katzen mit Aggressionsverhalten

Sofortmaßnahme	Erläuterung
Unerwünschtes – auch aggressives – Verhalten sollte möglichst ignoriert werden. Dabei immer die eigene Sicherheit beachten!	• Jede Beachtung wirkt verstärkend. Daher im Notfall so ruhig und unemotional wie möglich reagieren, z. B. ruhig abwenden und weggehen. • Eine aggressiv reagierende Katze nicht anfassen, sondern eher versuchen, sie mit Leckerli wegzulocken (z. B. Leckerli auf den Boden oder in einen anderen Raum werfen). Jedoch **Achtung**: Diese Maßnahme nur im Notfall ergreifen! Denn wenn sie regelmäßig angewendet wird, könnte die Katze sich für das gezeigte aggressive Verhalten belohnt fühlen! • nicht schimpfen oder schreien
keine Bestrafung!	• Aversive Methoden vermeiden! Wird die Katze bestraft, stresst sie dies zusätzlich, sodass sich die Wahrscheinlichkeit und Intensität aggressiven Verhaltens erhöht. • Eine Bestrafung, z. B. Anspritzen mit einer Wasserpistole, könnte die Katze mit einer zufällig im Raum stehenden Person in Verbindung bringen. Dies kann über Lernverhalten in zukünftigen Situationen, in denen zufällig eine andere Person im Raum anwesend ist, den Stress der Katze erhöhen und ursächlich für eine Attacke auf diese Person sein.
Auslöser für das aggressive Verhalten identifizieren und vermeiden	• Weitere Vorfälle unbedingt vermeiden! • Nicht nur die Gefahren (Verletzungsgefahr) sollten vermieden, sondern auch weiteres negatives Lernverhalten verhindert werden, denn jeder weitere Vorfall erhöht das Risiko, dass die Katze zukünftig aggressives Verhalten zeigen wird.

▶▶

Tab. 4-2 Sofortmaßnahmen bei Katzen mit Aggressionsverhalten

Sofort-maßnahme	Erläuterung
Management-maßnahmen	• Rückzug fördern: viele und unterschiedliche Rückzugsmöglichkeiten anbieten, um die Wahrscheinlichkeit für offensives Verhalten zu verringern • Separation der Katze, wenn „Gefahr in Verzug“: z. B. Wegsperren, bevor Besuch kommt, vorübergehende Trennung zweier Katzen • weitere mögliche Managementmaßnahmen: – Fenster abhängen bei Aggressionsverhalten gegenüber der Nachbarskatze, Katze aussperren während der Futterzubereitung – Ressourcen entfernen bzw. nur kontrolliert zur Verfügung stellen – in Anwesenheit der Katze „sichere“ Kleidung tragen (lange Hosen und Pullover aus festem Material, feste Schuhe)

Aggressives Verhalten kann auch in Zusammenhang mit verschiedenen Erkrankungen stehen (▶ Kap. 4.5.2, ▶ Kap. 4.5.4). Zu den Sofortmaßnahmen gehören daher auch die **Abklärung der klinischen Ursachen und deren Behandlung**.

4.4.2 Aufklärung und Beratung zum Thema „aggressive Katze“

Damit Besitzer vorgeschlagene Maßnahmen konsequent umsetzen, sollte ihnen die Entstehung des Problems genau und verständlich erläutert werden (▶ Kap. 4.2). Hilfreich ist auch, ihnen Grundlagenwissen zum Thema „aggressives Verhalten bei Katzen“ zu vermitteln, wie z. B.:

- Sozialverhalten und Ausdrucksverhalten von Katzen
- Zusammenhang zwischen Aggression und Stress/Angst
- Lernverhalten/Verstärkung von Verhalten
- Möglichkeiten, die Wohnung katzengerechter zu gestalten
- Risikofaktor „aggressive Katze“ (Einschätzung der Gefährlichkeit)

4.4.3 Optimierung der Lebensumstände

Eine Verbesserung der Bedingungen der Katzenhaltung kann Stress reduzieren. Besonders die Schaffung von Rückzugsplätzen ist in diesem Zusammenhang wichtig: Hat die Katze die Möglichkeit, sich zurückzuziehen, sinkt die Wahrscheinlichkeit, dass sie bei Konflikten als Hauptstrategie Aggressionsverhalten zeigt. Beispiele für entsprechende Maßnahmen sind:

- Um- oder Abbau von Passagen und Engpässen, die für die Katze schwierig sind, z. B. auf dem Weg zum Futter, zur Katzentoilette oder zum Ruheplatz
- insgesamt mehr Rückzugsplätze an geeigneten Orten schaffen
- zusätzliche Futterplätze oder Katzentoiletten an alternativen Orten aufstellen

Ein Infoblatt über Präventionsmaßnahmen zur Weitergabe an den Besitzer finden Sie auf tfa-wissen.de unter: svg.to/praevention

4.4.4 Verhaltenstherapeutische Techniken

Je nach Aggressionsform können verschiedene verhaltenstherapeutische Techniken zum Einsatz kommen. Diese können je nach Behandlungsziel auch miteinander kombiniert werden, z. B.:

- Habituation
- Desensibilisierung
- Gegenkonditionierung
- Spieltherapie

Die einzelnen Trainingsmethoden wurden bereits in ▶ Kapitel 2 besprochen. Beispiele für die Anwendung bei Aggressionsproblemen können Sie in ▶ Kapitel 4.5 nachlesen.

4.4.5 Training erwünschten Alternativverhaltens

Katzen lassen sich sehr gut trainieren. Voraussetzung für ein erfolgreiches Training ist die korrekte Anwendung geeigneter Trainingsmethoden – dafür braucht der Besitzer ein gewisses Grundlagenwissen (▶ Kap. 2).

Es ist wichtig, die Übungen zunächst ohne den Faktor, der das aggressive Verhalten auslöst, zu trainieren und mit wenig Ablenkung zu beginnen. Erst dann wird das Verhalten in vielen unterschiedlichen Situationen (verschiedene Kontexte, unterschiedlicher Ablenkungsgrad) geübt.

Ganz grundsätzlich sollte im Alltag erwünschtes Verhalten (= entspanntes, ruhiges, freundliches) belohnt und unerwünschtes Verhalten ignoriert werden (z. B. durch Weggehen).

Das gezielte Training verschiedener Übungen ist aus mehreren Gründen sinnvoll:

- Etablierung des Systems, dass erwünschtes Verhalten belohnt wird
- Verbesserung des Verhältnisses zum Besitzer: Besitzer ist Quelle „leckerer Dinge“ (Training über positive Belohnung)
- Training von Kommandos zur Kontrolle der Katze („Komm her“, „Geh durch die Tür in ein anderes Zimmer“, „Lass dich berühren“).
- Beschäftigung und Auslastung der Katze

BEACHTE

Bei Problemen, bei denen Frustration eine Rolle spielt, ist es sehr wichtig, das Ausdrucksverhalten der Katze korrekt einzuschätzen, um nicht ungewollt aggressives Verhalten (aus Frustration) auszulösen.

4.5 Aggressionsformen bei der Katze

4.5.1 Angstaggression

Katzen zeigen aggressives Verhalten aus Angst, wenn sie sich durch eine Situation, einen Gegenstand etc. oder eine Person bedroht fühlen – insbesondere, wenn die kritische Distanz unterschritten wird und keine Möglichkeit zur Flucht besteht (▶ Abb. 4-1). Aus Angst kann es auch zu einer umgerichteten Aggression gegenüber einer unbeteiligten Person kommen (▶ Kap. 4.5.6). Die Angstaggression äußert sich meist sehr heftig und unkontrolliert. Die Heftigkeit, mit der die Katze reagiert, ist häufig proportional zur Intensität der empfundenen Bedrohung und wird von defensivem Ausdrucksverhalten begleitet. Wenn die Katze es wiederholt zeigt und Lernen stattfindet, können die Signale allerdings auch offensiver werden (▶ Tab. 4-3, ▶ Kap. 5.1).

▶ Abb. 4-2 zeigt die Haltungen, die eine Katze mit zunehmender Aggression (waagerechter Pfeil) und zunehmender Angst (senkrechter Pfeil) einnimmt.

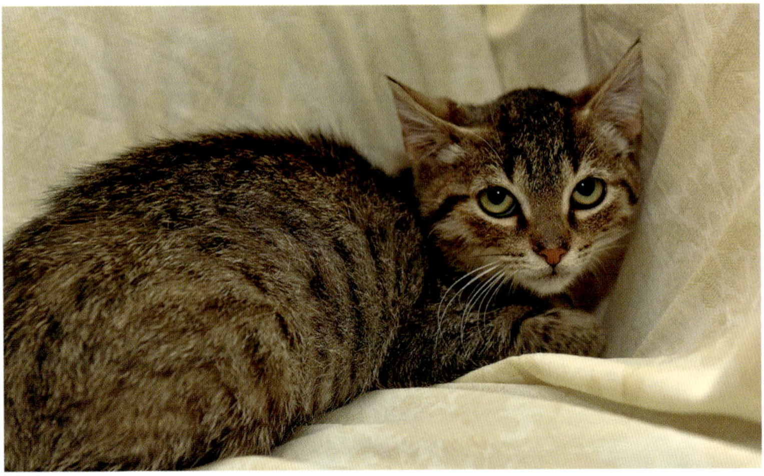

Abb. 4-1 Katze in defensiver Haltung aufgrund von Angst. Ein Angriff ist möglich, wenn sie weiter bedrängt wird.

Tab. 4-3 Ausdrucksverhalten von Katzen bei Angstaggression – defensive und offensive Reaktionen

Körperteil bzw. -region	Defensiv	Offensiv
Augen	erweiterte Pupillen	erweitert, kurz vor einer Attacke auch verkleinert
Ohren	angelegt	aufgestellt
Maul	Zähne zeigen	Zähne zeigen
Schwanz	unter dem Körper, seitlich angelegt	Schwanz aufgestellt, schlägt hin und her
Körperhaltung	eher niedrig, auf der Seite liegend, zurückweichend	aufgerichtet, Gliedmaßen durchgedrückt
Piloerektion ja/nein	Piloerektion	Piloerektion möglich
Akustik	Fauchen, Zischen, Knurren	Knurren
Verhalten	hält Abstand, agiert von einem Rückzugsort aus; Angriff erfolgt, wenn in die Enge getrieben, überrascht oder manipuliert wird	nähert sich an, lauert, Schlagandrohung, Anspringen mit den Vorderpfoten, In-den-Nacken-Beißen, Angriff erfolgt eventuell auch, wenn der „Auslöser“ stillsteht oder sich zurückzieht

Als Hauptursachen sind z. B. mangelhafte Sozialisation, Schmerzen oder frühere negative Erfahrungen zu nennen. Auch genetische Ursachen werden diskutiert.

Katzen lernen sehr schnell durch aversive Erfahrungen. Sie erinnern sich an die auslösenden Faktoren und reagieren daraufhin immer früher und eventuell auch immer heftiger. Außerdem ist aggressives Verhalten oft selbstbelohnend (Auslöser weicht zurück; ▶ Kap. 4.5.5).

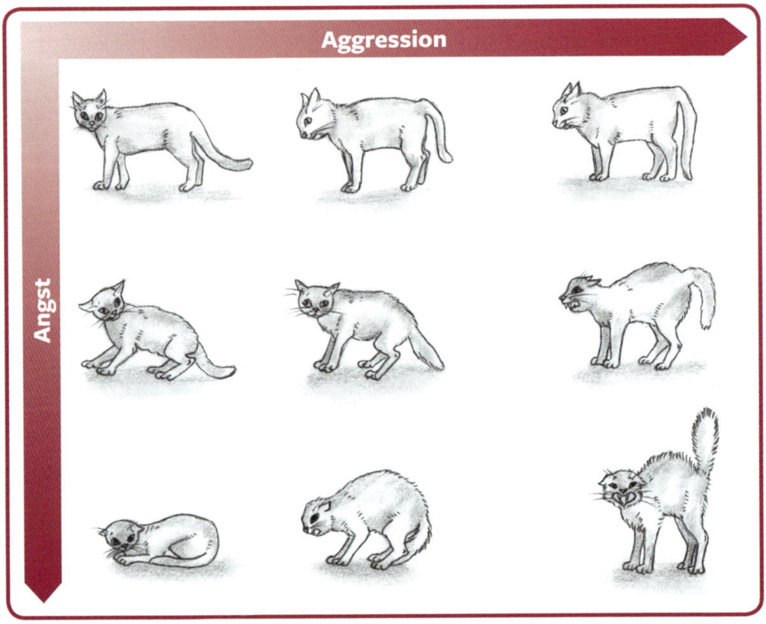

Abb. 4-2 Haltungen, die Katzen einnehmen bei zunehmender Aggression und zunehmender Angst
Pfeil von links nach rechts: Die Katze wird selbstsicherer, offensiver, eine aggressive Attacke wird wahrscheinlicher, Katze verfolgt unter Umständen die „Bedrohung", um diese zu vertreiben, die Pupillen sind klein (besonders rechts oben).
Pfeil von oben nach unten: Die Katze zeigt viel Angst, dabei eher Meideverhalten, die Pupillen sind sehr groß (links unten); defensives Aggressionsverhalten möglich, wenn sie weiter bedrängt wird und keine Möglichkeit zum Ausweichen hat (von links nach rechts immer wahrscheinlicher).

Nachdem die Auslöser für das aggressive Verhalten identifiziert sind, sollten Managementmaßnahmen zur Verhinderung weiterer Vorfälle getroffen werden. Als therapeutische Maßnahmen können verhaltenstherapeutische Techniken wie Habituation (Gewöhnung), Desensibilisierung oder Gegenkonditionierung zur Anwendung kommen (▶ Kap. 2). Auch Pheromone oder Pharmazeutika können angezeigt sein (▶ Kap. 8).

BEACHTE

Im Sinne der Gefahrenabwägung ist insbesondere bei Fällen, bei denen die Katze offensiv aggressives Verhalten zeigt und/oder es schon zu Verletzungen von Menschen oder anderen Tieren gekommen ist, ein auf Verhaltensmedizin spezialisierter Tierarzt zu Rate zu ziehen.

4.5.2 Schmerzbedingte Aggression

Die schmerzbedingte Aggression wird durch eine schmerzhafte Manipulation oder Erkrankung ausgelöst. Auch chronischer Schmerz kann Auslöser für diese Aggressionsform sein. Lernverhalten findet schnell statt, sodass künftig schon die Erwartung eines schmerzhaften Ereignisses (Katze nimmt „ankündigende Faktoren" wahr) aggressives Verhalten auslösen kann.

Bei schmerzbedingter Aggression sind folgende **Vorgehensweisen** zu empfehlen:

- Wenn möglich, sollte(n) die eigentliche(n) Ursache(n) für die Schmerzen diagnostiziert und behandelt werden.
- Auf schmerzhafte Manipulationen sollte akut möglichst verzichtet werden. Bei einer Untersuchung bzw. Behandlung sollte die Katze möglichst ruhig und stressfrei gehandelt werden.
- Um Lernerfahrungen zu vermeiden, kann es sinnvoll sein, eine Katze für eine akut notwendige Untersuchung oder Manipulation zu sedieren oder zu narkotisieren.
- Auf lange Sicht empfiehlt es sich, die Duldung verschiedener Manipulationen (Festhalten, Anheben, Kämmen etc.) über positive Verstärkung zu trainieren (▶ Kap. 1.5). Bei vorhandenen Problemen sollte vorsichtige Desensibilisierung oder Gegenkonditionierung der Faktoren, die das Aggressionsverhalten auslösen, vorgenommen werden.

4.5.3 Irritative Aggression/„Petting & Biting“

Irritative Aggression ist eine kontrollierte Aggression, die im Rahmen von Streicheln, Anfassen oder ähnlichen Manipulationen auftritt. Die Katze zeigt zunächst **Drohverhalten** (z. B. Anspannung, Schlagen oder Zucken der Schwanzspitze, Zucken der Haut am Rücken, Veränderung der Körperposition). Reagiert der Mensch nicht auf diese „Warnung“, greift die Katze an: Sie legt die Pfoten auf, schlägt mit ihnen, schnappt zu, manchmal hält sie den Biss auch kurz. Meist ist es nur eine kurze Reaktion, die Katze zieht sich danach zurück und putzt sich.

Als **„Petting & Biting“** bezeichnet man eine Situation, bei der eine Katze beim Streicheln unvermutet in die Hand beißt. Das vorangegangene, vielleicht nur kurze Drohen wird vom Menschen unter Umständen übersehen, daher erscheint das Verhalten unvorhersehbar. Oft hat Lernverhalten stattgefunden: Katzen empfinden Berührung nicht immer

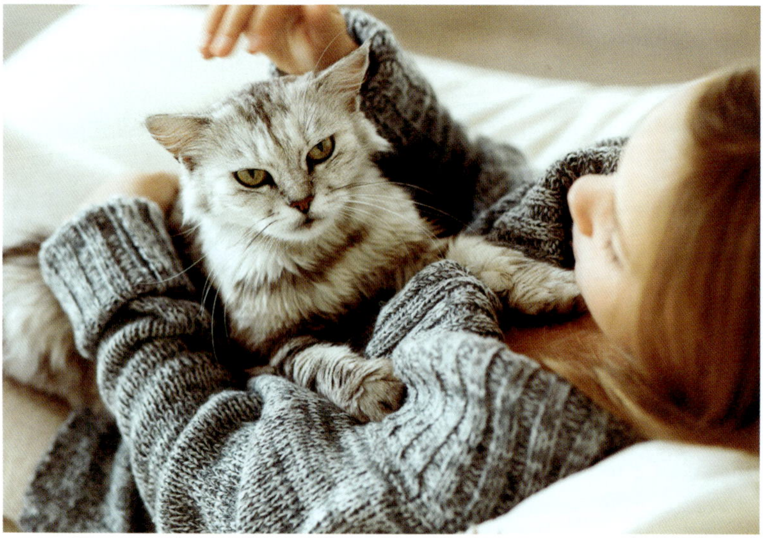

Abb. 4-3 So könnte eine Katze aussehen, die Drohverhalten zeigt – übersieht der Mensch die Drohung und will die Katze streicheln oder hochnehmen, könnte die Drohung „deutlicher“ werden oder es sogar zu einem kurzen Angriff kommen.

als positiv und zeigen dies durch dezentes Drohverhalten an. Wenn der Mensch diese Zeichen übersieht oder nicht als „Warnung" anerkennt und weiterstreichelt, lernt die Katze, dass Drohen wenig Sinn macht und beißt zukünftig schneller (▶ Abb. 4-3).

Der Besitzer sollte über die Entstehung des Problems aufgeklärt werden – besonders auch darüber, dass es einer Katze manchmal gefällt, auf dem Schoß oder neben dem Besitzer auf dem Sofa zu liegen, sie aber nicht angefasst werden mag. Die manchmal subtilen Anzeichen sollte der Besitzer erkennen, um weitere Vorfälle durch umsichtigen Umgang zu vermeiden. Deshalb ist es wichtig, Verständnis für die Situation bei dem Besitzer zu erzeugen.

Der Besitzer muss die Katze beim Streicheln genau beobachten. So kann er den Zeitpunkt erkennen, ab dem die Katze das Streicheln nicht mehr genießt, und rechtzeitig aufhören.

4.5.4 Pathophysiologische Aggression

Diese Aggressionsform hat ihre Ursache in Fehlfunktionen verschiedener Organsysteme (▶ Tab. 4-4). Teilweise überschneiden sich die Ursachen mit denen einer schmerzbedingten Aggression.

Als erstes sollte die Primärerkrankung diagnostiziert und behandelt werden, eventuell ist eine ergänzende Schmerzmedikation angezeigt.

Um weitere Lernerfahrungen zu vermeiden, sollte die Katze zur Untersuchung so wenig bzw. ruhig wie möglich gehandelt werden, unter Umständen kann eine Sedation oder Narkose sinnvoll sein. Erst nach auskurierter Primärerkrankung sollte damit begonnen werden, die Katze wieder an verschiedene Manipulationen (Festhalten, Anheben, Kämmen etc.) zu gewöhnen. Dazu eignen sich auch Trainingskonzepte wie positive Verstärkung, vorsichtige Desensibilisierung oder Gegenkonditionierung (▶ Kap. 2).

Tab. 4-4 Mögliche medizinische Ursachen für aggressives Verhalten

Ursache	Beispiele für Erkrankungen
schmerzhafte Prozesse	• Verletzungen (z. B. Brüche, Bisswunden, Abszesse) • Zahnprobleme (z. B. Zahnfleischentzündungen, abgebrochene Zähne) • Verdauungsapparat (z. B. Gastritis, Hepatitis, Darmverschluss) • verfilztes Fell, eingewachsene Krallen
Störungen im Bereich des ZNS	• abnorme Aktivitäten der Neurotransmittersysteme (▶ Kap. 6) • angeborene Fehlbildungen (z. B. Hydrozephalus) • Entzündungen (z. B. Hirnhautentzündung, hepatogene Enzephalitis) • Traumata (z. B. Gehirnerschütterung) • Vergiftungen (z. B. Pestizide, Drogen, Arzneimittel) • Tumoren • Epilepsie • altersbedingte kognitive Dysfunktion (▶ Kap. 7)
Erkrankungen der Sinnesorgane	• Sehstörung (z. B. grauer Star, progressive Retinaatrophie, altersbedingt) • Gehörverlust (z. B. Trauma, altersbedingt) • Beeinträchtigung des Gleichgewichts
hormonelle Störungen	• Schilddrüsenüberfunktion • Morbus Cushing • aggressives Verhalten bei maternalem Verhalten
Infektionskrankheiten	• z. B. Tollwut, Toxoplasmose, FeLV, FIV, FIP
Erbkrankheiten	• z. B. Taubheit (betroffen sind weiße Katzen mit blauen Augen)
medikamentös bedingt	• Einschränkungen des Gehörs nach Otitisbehandlung mit bestimmten Antibiotika (Gentamicin) • verringertes Lernverhalten, iatrogener Morbus Cushing nach längerer Kortisongabe • eingeschränktes Sensorium durch Barbituratgabe bei Epilepsie

FeLV: felines Leukämievirus, FIP: feline infektiöse Peritonitis, FIV: felines Immundefizienzvirus

4.5.5 Erlernte Aggression

Aggressionsverhalten unterliegt einer hohen Lernkomponente. Sowohl eine sehr heftige als auch mehrere moderate Erfahrungen können zu Lernverhalten führen und darüber zukünftig aggressives Verhalten auslösen.

Beispielsweise könnte eine Katze das Geräusch und den damit verbundenen Schreck eines herunterfallenden Topfes mit dem Anblick der in der Nähe sitzenden Partnerkatze verbinden. Durch diese Verknüpfung könnte zukünftig z. B. allein schon die Annäherung der Partnerkatze aggressives Verhalten auslösen. Oder ein ähnliches Geräusch könnte aggressives Verhalten gegen irgendein in der Nähe befindliches Individuum auslösen (▶ Kap. 4.5.6).

Ein anderes Beispiel ist die erlernte aggressive Reaktion nach Bestrafung durch den Besitzer: Wenn der Besitzer seine Katze für das Zeigen eines unerwünschten Verhaltens bestraft (verbal oder körperlich), kann zukünftig bereits das Erscheinen des Besitzers oder ein bestimmtes Verhalten von ihm aggressives Verhalten der Katze auslösen. In diesem Moment reagiert die Katze defensiv auf die subjektiv empfundene Bedrohung durch den Besitzer, auch wenn dieser eventuell nichts anderes macht, als den Raum zu betreten oder eine Hand zu heben, um etwas zu ergreifen.

Die Schwierigkeit in der Beurteilung von Verhalten liegt darin, dass der Mensch oft nicht genau nachvollziehen kann, was die Katze wahrgenommen und durch Lernprozesse (Verknüpfungen verschiedener Ereignisse) miteinander verknüpft hat. Sowohl Gerüche und Geräusche als auch bestimmte Gesten oder die Verknüpfung mit einem bestimmten Ort können aggressives Verhalten auslösen, wenn die Katze sich in dem entsprechenden Zusammenhang schon einmal bedroht gefühlt hat.

Auch die Reaktion des Gegenübers beeinflusst das zukünftige Verhalten der Katze. Wenn eine bedrohliche Situation dadurch beendet wird, dass das Gegenüber zurückweicht, weil die Katze aggressives Verhalten zeigt, lernt die Katze, dass aggressives Verhalten in dieser Situation eine erfolgreiche Strategie ist und wird dieses Verhalten zukünftig in dieser oder ähnlichen Situation wieder zeigen. Das heißt natürlich nicht, dass man auf das aggressive Verhalten einer Katze nicht mit Zurückweichen reagieren sollte – das ist zum eigenen Schutz dringend zu empfehlen. Aber man sollte auf jeden Fall verhindern, dass sich die Situation wiederholt und sich so das Verhalten weiter etabliert (▶ Kap. 4.4).

4.5.6 Umgerichtete Aggression

Zu umgerichtetem Aggressionsverhalten kann es kommen, wenn eine Katze aggressives Verhalten gegenüber einem zufällig in der Nähe befindlichen Individuum zeigt, das nicht mit dem Auslöser identisch ist. Das Verhalten kann plötzlich und unvorhersehbar auftreten, es kann zu heftigen Attacken mit mehr oder weniger schweren Verletzungen kommen. Als eigentlicher Auslöser kommen Situationen, Gegenstände etc. oder Personen infrage, die eine hohe Erregungslage und/oder Angst auslösen (▶ Kap. 4.5.1). Sowohl ein einzelner Auslöser als auch mehrere gleichzeitig können zu umgerichteten Aggressionsverhalten führen, bis „das Fass dann überläuft" (▶ Tab. 4-5).

Tab. 4-5 Häufige Auslöser für umgerichtete Aggression

Auslöser	Beispiele
plötzliche laute Geräusche	Scheppern durch herunterfallende Gegenstände, Babygeschrei, lauter Streit, Baustellenlärm u. Ä.
Anwesenheit verschiedener irritierender Faktoren	fremde Katzen, Hunde oder Menschen, Renovierungsarbeiten oder andere Veränderungen des Habitats u. Ä.
Frustration (bei verzögertem oder fehlendem Eintritt eines erwarteten Ereignisses)	verspätete oder fehlende Fütterung, fehlende Belohnung, verminderter sozialer Kontakt
Berührung	Berührung oder Manipulation der Katze, wenn sie sich in einem erregten Zustand befindet

Das bisherige Verhältnis zwischen beteiligten Individuen („Täter"/ „Opfer") kann durch die Unvorhersehbarkeit und Heftigkeit des Verhaltens nachhaltig beeinträchtigt werden. Es kann vorkommen, dass Tiere, die jahrelang ohne Probleme miteinander gelebt haben, nach einem solchen Vorfall für längere Zeit mit großer Angst oder Aggressionsverhalten aufeinander reagieren. Es ist in solchen Fällen notwendig, den betroffenen Tieren möglichst viel Platz zum Ausweichen zu geben und keinen Kontakt zu erzwingen. Sogar eine zeitweise Trennung der Tiere und ein vorsichtiges kontrolliertes Zusammenführen können notwendig werden.

Neben den üblichen Managementmaßnahmen (Rückzugsmöglichkeiten schaffen, keine Strafe) sollten zunächst der oder die auslösende(n) Faktor(en) identifiziert und möglichst vermieden werden. Der Besitzer sollte in der Lage sein, zu erkennen, wann die Katze sich in einem Zustand erhöhter Erregung befindet, um rechtzeitig deeskalierend reagieren zu können. Das Training mittels positiver Verstärkung (erwünschtes Verhalten belohnen, ▶ Kap. 4.4) soll dazu führen, entspanntes Verhalten in Anwesenheit des aggressionsauslösenden Reizes zu fördern. Dabei ist es notwendig, dass der Besitzer sich mit den Grundlagen von Lernverhalten und Ausdrucksverhalten von Katzen gut auskennt, um nicht ungewollt durch Frustration die Situation erneut eskalieren zu lassen. Verhaltenstherapeutische Techniken wie Habituation, Desensibilisierung und Gegenkonditionierung sind weitere Maßnahmen (▶ Kap. 2, ▶ Kap. 4.4), die in diesen Fällen angewendet werden können.

4.5.7 Intraspezifische Aggression

BEACHTE

Aggressionsverhalten zwischen Katzen ist bis zu einem bestimmten Maß normal. Insbesondere die besitzbezogene Aggression ist ein fast alltägliches Verhalten (▶ Kap. 4.5.8, ▶ Kap. 4.5.9).

Meist besteht ursächlich oder zumindest anteilig auch ein Zusammenhang mit anderen Aggressionsformen: Angst (und deren unterschiedliche Ursachen), Irritation, Schmerz sowie erlerntes, umgerichtetes und territoriales Verhalten können für sich alleine oder in Kombination ursächlich sein. Auch klinische Erkrankungen kommen für gezeigtes Aggressionsverhalten einer anderen Katze gegenüber infrage. Die genaue Anamnese der Entstehung des Problems ist wichtig (Seit wann? Zusammenhang mit einem Vorfall oder einer Veränderung? Vorgeschichte der beteiligten Katzen? Drohverhalten oder aggressive Auseinandersetzungen? Verletzungen? Wenn ja, wie schwer? etc.)

Aggressionsverhalten gegenüber Katzen im eigenen Haushalt

Zeigt eine Katze Aggressionsverhalten gegenüber einer anderen im eigenen Haushalt lebenden Katze, stellt sich als erste Frage, ob das „Opfer“ neu in den Haushalt aufgenommen wurde oder ob sie eine Partnerkatze ist, zu der der „Täter“ bisher eine neutrale oder gute Beziehung hatte. Der Besitzer muss zudem einschätzen können, welche Katze ursprünglich „Opfer“ und „Täter“ war – es ist durchaus möglich, dass die Rollenverteilung zwischen den Katzen wechselt.

Die Hauptursache für das aggressive Verhalten (Angst, Schmerz, Lernverhalten etc.) und die **soziale Kompetenz** der beteiligten Individuen bestimmt die Prognose und beeinflusst die zu empfehlenden Maßnahmen. Außerdem sollte berücksichtigt werden, wie häufig das aggressive Verhalten auftritt und wie schwer die Auseinandersetzungen sind. Zeigen die Katzen den Konflikt überwiegend subtil bzw. über Drohverhalten, kann es ausreichen, die unter „Sofortmaßnahmen“ aufgeführten Maßnahmen zu ergreifen (▶ Kap. 4.4). Sind die Auseinandersetzungen sehr häufig und sehr heftig, sollten die Katzen vorübergehend getrennt und mittels Habituation, Desensibilisierung und/oder Gegenkonditionierung erst langsam wieder zusammengeführt werden. Sehr wichtig ist, dass der Besitzer eine Verschärfung des Konflikts durch Bestrafung, Schimpfen oder anderes, sich negativ auswirkendes Verhalten vermeidet.

Ein Infoblatt über die Zusammenführung zweier Katzen zur Weitergabe an den Besitzer finden Sie auf tfa-wissen.de unter: svg.to/zusammenfuehrung

Aggressionsverhalten gegenüber fremden Katzen

Bei Aggressionsverhalten gegenüber fremden Katzen gilt grundsätzlich das Gleiche wie bei Aggressionsverhalten gegenüber Katzen im eigenen Haushalt – mit der Besonderheit, dass sich die zu empfehlenden Maßnahmen hauptsächlich auf den Bereich der Fenster, Haustür, den Garten bzw. die nähere Umgebung beziehen. Die Prognose für eine Entschärfung der Situation ist unterschiedlich: Je sicherer und offensiver die Katze ihr Territorium gegenüber einer anderen Katze verteidigt, desto schlechter ist die Prognose. In einigen Fällen helfen nur besondere Managementmaßnahmen wie Einzäunung des Gebiets. Hier kann es sinnvoll sein, sich mit den Besitzern der anderen Katze(n) hinsichtlich der „Ausgehzeiten“ abzusprechen.

4.5.8 Possessive (besitzbezogene) Aggression

Bei „Besitz“ (Ressource) kann es sich um einen bestimmten Ort (z. B. Ruheplatz, Aussichtsort, Türschwelle) oder Gegenstand (Futterschüssel, Spielzeug) handeln. Üblicherweise meiden Katzen einen Konflikt um eine bestimmte Ressource, denn meist gilt: „Wer zuerst kommt, mahlt zuerst“. Wenn es dennoch zum Konflikt kommt, trägt die Katze ihn meist subtil aus (Bedrohung durch Anstarren oder Sitzblockaden). Verteidigt die Katze etwas offensiv, ist sie stationär oder nähert sich an den vermeintlichen Konkurrenten an. Dabei hat sie ihren Körper aufgerichtet (Extremitäten durchgedrückt), die Ohren und den Schwanz aufgestellt und ihr Blick ist starr. Es muss nachfolgend nicht unbedingt zu einer aggressiven Attacke kommen, allerdings sind die Möglichkeiten zur Deeskalation bei Katzen geringer als z. B. bei Hunden.

Den Besitzern sind zunächst ähnliche Ratschläge zu geben, wie bei den anderen Aggressionsformen: Management, um weitere Vorfälle zu verhindern. Auslöser (= Ressourcen, die verteidigt werden) sind zu identifizieren und möglichst zu meiden. Darüber hinaus kann das Vorgehen – je nachdem, wer überwiegend Adressat der besitzbezogenen Aggression ist – unterschiedliche Schwerpunkte haben:

- Bei Problemen zwischen Katzen können eine vorübergehende Trennung und ein langsames Wiederzusammenführen sinnvoll sein, ebenso eine Desensibilisierung oder Gegenkonditionierung.
- Bei besitzbezogener Aggression gegenüber Menschen sollte die Katze durch Training mit positiver Verstärkung lernen, dass sie für den Zugang zu bestimmten Ressourcen (z. B. Spielzeug, Futter) ein erwünschtes Verhalten zeigen muss. Über das Erlernen von Kommandos wie „Komm her“, „Sitz“, „auf den Platz gehen“ oder verschiedener Kunststücke etabliert sich ein System, in dem der Mensch Ressourcen verwaltet und nicht die Katze (▶ Kap. 4.4).

4.5.9 Spielerische Aggression

Kontrolliertes Verhalten gegenüber einem Spielpartner erlernen Katzen bis zur ca. neunten bis zwölften Lebenswoche im Spiel mit den Geschwistern und durch aktive Erziehung durch die Katzenmutter. Bei Defiziten während dieser Zeit (Einzelkind, mutterlose Aufzucht) kann es vorkommen, dass eine Katze sehr grob spielt und wenig Kontrolle über ihre Krallen und Zähne hat. Durch ungeeignetes Spielen mit der Katze

(Spiele mit hoher Erregung, Beteiligung von Händen oder Füßen) und durch den Einsatz von aversiven Strafmaßnahmen fördert er aggressives Verhalten der Katze beim Spielen.

In vielen Fällen handelt es sich jedoch nicht um „echtes Aggressionsverhalten", sondern um unerwünschtes Jagdverhalten (Jagen des falschen Objektes). Zum Jagdverhalten gehören verschiedene Verhaltensweisen: z. B. Suchen, Anschleichen, Erstarren, Vorspringen, Angreifen, Ringen, Beißen und als Endhandlung der Tötungsbiss (▶ Kap. 3.3). Dabei fehlen Anzeichen von Angst und Drohverhalten. Wenn der Mensch mit der Katze spielt, wird das Jagdverhalten oft absichtlich ausgelöst – z. B. durch bestimmte Geräusche und Bewegungen. Der Besitzer verstärkt das Jagdverhalten oft unabsichtlich, z. B. durch grobe Spiele mit der Hand. Wenn dann das Aggressionsverhalten der Katze auf ungeeignete Objekte gerichtet ist, wie z. B. menschliche Körperteile, sind Verletzungen keine Seltenheit.

Jüngere Katzen, die unausgelastet sind, zeigen häufig spielerische Aggression, sodass man auch eine Prädisposition diskutiert. Das Verhalten wird durch Lernen weiter gefestigt.

Vorbeugung: Katzenwelpen sollten die menschliche Haut nicht als Beute kennenlernen. Spiele mit jungen Katzen sollten daher eher Objektspiele sein. Erwachsene Katzen, die ausschließlich in der Wohnung gehalten werden, brauchen Möglichkeiten, um ihre vorhandene Energie loszuwerden. Dafür eignen sich Reizangeln, Apportierspiele und Spiele, bei denen Futter erworben wird.

Wenn es schon zur Eskalation gekommen ist, sollten die Besitzer über die Entstehung des Verhaltens aufgeklärt werden, damit sie zukünftig bestimmten Problemsituationen ausweichen können (z. B. auf bestimmte Spiele verzichten, keine Strafen) und die Katze anders beschäftigen.

Dabei sollte das Jagdverhalten auf geeignete „Beute" gelenkt werden, wie z. B. auf pendelndes Spielzeug (z. B. von der Decke hängend) oder eine Reizangel, die mit verschiedenen Objekten bestückt ist. Auch Beschäftigung zur geistigen Auslastung (Futtersuche, Apportierspiele, „Kunststücke") ist sinnvoll (▶ Kap. 1.5, ▶ Kap. 3.3).

4.5.10 Territoriale Aggression

Territoriale Aggression zeigen Katzen gegenüber fremden Individuen (Menschen, Katzen oder anderen Tieren), die in das unmittelbare Territorium der Katze eindringen wollen. Dabei kann mit „Territorium" ein ganzes Grundstück, die Wohnung oder auch nur ein bestimmter Raum oder sogar nur der bevorzugte Rückzugsort gemeint sein. Die Katze kann dabei ein offensives, manchmal auch defensives Verhalten zeigen, sich auf Drohung beschränken oder auch einen heftigen Angriff zeigen. Die Katze beendet ihre territoriale Aggression, wenn sich der Eindringling zurückzieht.

Territoriale Aggression kann mit Angstaggression verwechselt werden, wenn ihnen ein ähnlicher Kontext (ähnliche auslösende Faktoren) zugrunde liegt – auch Mischformen können vorkommen. Zur genaueren Abklärung (wichtig für die Prognose und die zu empfehlenden Maßnahmen) ist es notwendig, das Ausdrucksverhalten der Katze korrekt einzuschätzen: Bei der Angstaggression zeigt die Katze eher defensive, bei der reinen territorialen Aggression eher offensive Verhaltensweisen (▶ Tab. 4-3, ▶ Abb. 4-4).

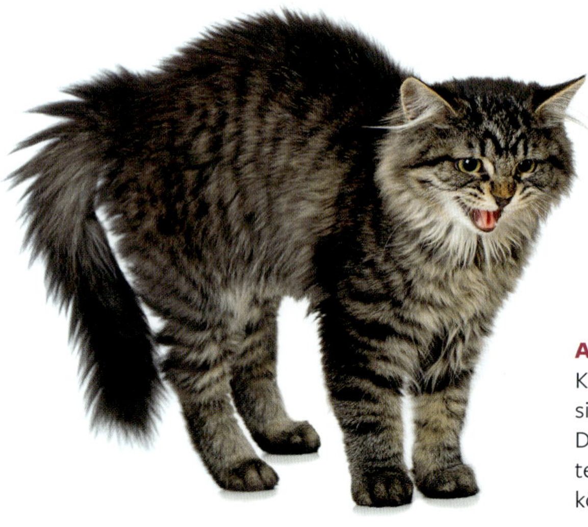

Abb. 4-4 Diese Katze zeigt ein eher sicheres offensives Drohen – bei weiterer Annäherung könnte sie angreifen.

Zu ergreifende **Maßnahmen** sind: Vermeidung von Vorfällen und vorsichtige Gewöhnung an „Eindringlinge“, verbunden mit Training im Sinne von „Belohnung entspannten Verhaltens“. Auch Desensibilisierung und Gegenkonditionierung können hilfreiche Maßnahmen sein.

4.5.11 Idiopathische Aggression

Man spricht von „idiopathischer Aggression“, wenn alle anderen Aggressionsformen ausgeschlossen werden und daher keine Auslöser für das aggressive Verhalten der Katze identifiziert werden können, d. h. die Ursachen für die Aggression sind unbekannt. Hierbei kommt es zu plötzlichen, oft sehr heftigen Angriffen (meist auf den Menschen), die zu teilweise schweren Verletzungen führen können. Allerdings kommt diese Aggressionsform nur sehr selten vor. Bevor hier eine Diagnose gestellt wird, sollte zuvor ein auf Verhalten spezialisierter Tierarzt eine sehr genaue Anamnese vornehmen. In den Fällen, in denen eine vollständige Abklärung stattgefunden hat und es dennoch zu häufigen und schweren Angriffen kommt, muss mit den Besitzern im Rahmen einer Gefahrenabwägung über das weitere Vorgehen gesprochen werden.

5 Angstverhalten

Dorothea Döring

5.1 Allgemeine Einführung

Befragt man Katzenhalter nach dem Verhalten ihrer Tiere, dann zeigt sich: **Angstverhalten kommt bei Katzen sehr häufig vor**. Viele Katzen haben beispielsweise Angst vor lauten Geräuschen oder Gewitter. In der verhaltenstherapeutischen Sprechstunde werden jedoch Katzen wegen ihres Angstverhaltens nur sehr selten vorgestellt. Wie lässt sich das erklären? Zum einen sehen viele Tierhalter das Angstverhalten ihrer Katzen als normal an und empfinden Angststörungen als nicht problematisch, solange sich das Tier nur zurückzieht, aber keinen Schaden anrichtet. Zum anderen ist für den Tierhalter häufig nicht sofort zu erkennen, dass auch bei Unsauberkeits- und Markierproblemen, aggressivem Verhalten zwischen Katzen oder gegenüber dem Menschen sowie bei Zwangsstörungen Angst und Stress zugrunde liegen können.

BEACHTE
Angstverhalten kommt in der verhaltenstherapeutischen Sprechstunde häufig vor, nicht als Vorstellungsgrund, aber als Ursache für vorgestellte Verhaltensprobleme.

Zeigen Katzen ausgeprägtes Angstverhalten, das ihr Wohlbefinden beeinträchtigt, ist es ein Gebot des **Tierschutzes**, dass die Tiere einer Verhaltenstherapie zugeführt werden. Nach § 1 des Tierschutzgesetzes darf niemand einem Tier ohne vernünftigen Grund Schmerzen, Leiden oder Schäden zufügen. Dies gilt nicht nur für das Tun, sondern auch für das Unterlassen. Tierhalter sind demnach dazu verpflichtet, Leiden ihrer Tiere zu vermeiden und zu vermindern.

BEACHTE
Das Vermeiden bzw. Vermindern von Angstverhalten, das zu Leiden beim Tier führt, ist auch ein Gebot des Tierschutzes.

Viele Katzen zeigen **Angstverhalten beim Tierarztbesuch**. Um ihren Tieren Stress zu ersparen, verzichten einige Katzenhalter auf wichtige medizinische Vorsorgemaßnahmen wie Impfungen oder warten bei Erkrankungen ihrer Tiere zu lange ab, bevor sie sie in der Praxis vorstellen. Hier ist es wichtig, den Katzenhaltern zu vermitteln, dass man als Tierhalter dazu verpflichtet ist, seiner Katze eine adäquate medizinische Versorgung zu gewähren. In der Praxis sollten zudem Maßnahmen getroffen werden, um den Stress der Katzenpatienten zu minimieren.

5.2 Ätiologie

Häufige Ursachen für angst- und stressbedingte Verhaltensprobleme sind eine unzureichende Sozialisation und Habituation als Jungtier (▶ Kap. 1.2), negative Erfahrungen, Mängel in der Haltung sowie Fehler beim Umgang mit den Tieren. Alle Veränderungen in der Umgebung, Lebenssituation oder im Tagesablauf können Stress bei Katzen verursachen und nachfolgend Verhaltensprobleme auslösen. Des Weiteren kann es auch eine genetische Disposition für bestimmte Verhaltensprobleme geben, diese kommt jedoch nur selten vor. Es gibt Studien, die zeigen, dass sich Verhaltenseigenschaften der Elterntiere auf die Nachkommen vererben können. So waren Katzenjunge, die von einem „freundlichen" Kater abstammten, zutraulicher und näherten sich fremden Objekten schneller an als die Nachkommen eines „nicht freundlichen" Katers. Bei der Zuchtauswahl sollte daher auf die Verpaarung von Tieren mit Verhaltensproblemen verzichtet werden.

Mögliche Ursachen für angstbedingte Verhaltensprobleme

- genetische Disposition
- Mängel bei der Welpenaufzucht (unzureichende Sozialisation und Habituation)
- negative Erfahrungen, traumatische Erlebnisse
- Haltungsmängel
- Fehler im Umgang
- Sonstiges (Stressfaktoren)

Eine der wichtigsten Maßnahmen, um späteren **Problemen vorzubeugen**, besteht darin, bereits vor der Übernahme einer Jungkatze zu überprüfen, wie sie sozialisiert wurde (▶ Kap. 1.4). Die Wohnungshaltung einer unzureichend sozialisierten Katze, die sich in einem permanenten Angstzustand befindet, ist als tierschutzrelevant anzusehen.

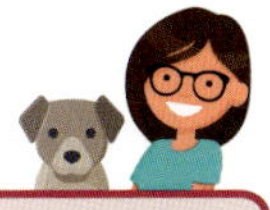

PRAXISTIPP

Es gibt Möglichkeiten, um angstbedingten Verhaltensproblemen vorzubeugen:

- **Aufklärung von zukünftigen Katzenbesitzern und von Züchtern** über die Bedeutung der „sensiblen Phase" der Sozialisation: Zeitraum ca. zweite bis siebte Lebenswoche; Sozialisierung auf Menschen, Katzen, andere Tiere; Kennenlernen relevanter Umweltreize (Habituation), behutsam, ohne zu überfordern
- **Bedeutung der Auswahl der Herkunft:** nur auf Menschen sozialisierte Katze übernehmen, Katzen aus häuslichem Umfeld eignen sich besser zur Haltung als Haustier als manche Bauernhofkatzen; keine ehemaligen Freigänger als reine Wohnungskatzen halten; Übernahmealter zehn bis zwölf Wochen
- **Verpaarung von Elterntieren, die keine Verhaltensprobleme aufweisen**

Empfehlungen zur tiergerechten Haltung: dreidimensionale Strukturierung der Haltung bzw. Wohnung, ausreichend Rückzugsplätze, Beschäftigungsmöglichkeiten, Anzahl und Standorte der Katzentoiletten usw.

5.3 Differenzialdiagnosen

Angstverhalten kann auch körperliche Ursachen haben. Daher sind bei einem Tier, das aufgrund einer Verhaltensauffälligkeit vorgestellt wird, immer organische Ursachen abzuklären. Zu diesen zählen:

- Einschränkungen des Seh- oder Hörsinnes
- Erkrankungen des zentralen Nervensystems (ZNS)
- Schmerzen
- Sonstiges wie hormonelle Störungen oder Allergien

Das Vorliegen einer organischen Ursache für ein Verhaltensproblem ist besonders wahrscheinlich,

- wenn die Verhaltensänderung **plötzlich** und
- in **starker Ausprägung** auftritt,
- wenn **keine äußeren Einflüsse** (Auslöser) erkennbar sind oder
- wenn sich das Tier **in gleichen Situationen unterschiedlich** verhält (manchmal ruhig, manchmal ängstlich).

5.3.1 Einschränkungen der Sinnesorgane

Eine Katze mit eingeschränkter Sehfähigkeit kann z. B. schreckhaft auf Geräusche oder Berührungen reagieren. Auch taube Katzen können bei plötzlicher Annäherung und Berührung erschrecken.

5.3.2 Erkrankungen des zentralen Nervensystems

Tumoren, Verletzungen oder auch die Beteiligung des zentralen Nervensystems bei Infektionen wie FIV (feliner Immundefizienz-Virus), FeLV (feliner Leukämie-Virus), FIP (feline infektiöse Peritonitis) oder Toxoplasmose können zu einer Angstsymptomatik führen.

5.3.3 Schmerzen

Schmerzhafte Erkrankungen des Bewegungsapparates, Ohrenentzündungen, Zahnfleischentzündungen oder Bauchschmerzen können Angstsymptome oder Abwehrreaktionen hervorrufen, z. B. wenn die Tiere beim Streicheln an den schmerzenden Körperteilen berührt werden. Schmerzen beim Urinabsatz infolge einer Entzündung von Blase oder ableitenden Harnwegen (FLUTD = feline lower urinary tract disease, FIC = feline idiopathische Zystitis) oder beim Kotabsatz bei einem Darminfekt können zu einer Aversion gegenüber der sonst akzeptierten Katzentoilette führen und somit ein Unsauberkeitsproblem auslösen. Die Katze verbindet dann den Schmerz mit der Katzentoilette und wird diese auch nach Ausheilung der Grunderkrankung weiter meiden.

5.3.4 Sonstiges

Bei den hormonellen Störungen spielt bei Katzen insbesondere die Schilddrüsenüberfunktion eine wichtige Rolle. Aber auch Allergien und die Nebenwirkungen bestimmter Medikamente können zu den Differenzialdiagnosen von Phobien oder chronischen Angstzuständen zählen.

5.4 Erkennen von Angst und Stress

Die emotionalen Zustände Angst und Stress sind mit entsprechendem Ausdrucksverhalten und körperlichen (vegetativen) Veränderungen verbunden. Daher kann man vom Aussehen der Katze, von der Beobachtung ihres Verhaltens und von körperlichen Anzeichen auf den emotionalen Zustand der Tiere schließen.

Ein Infoblatt, das darüber informiert, wie man Angst und Stress bei der Katze erkennt, zur Weitergabe an den Besitzer finden Sie auf tfa-wissen.de unter: svg.to/angstverhalten

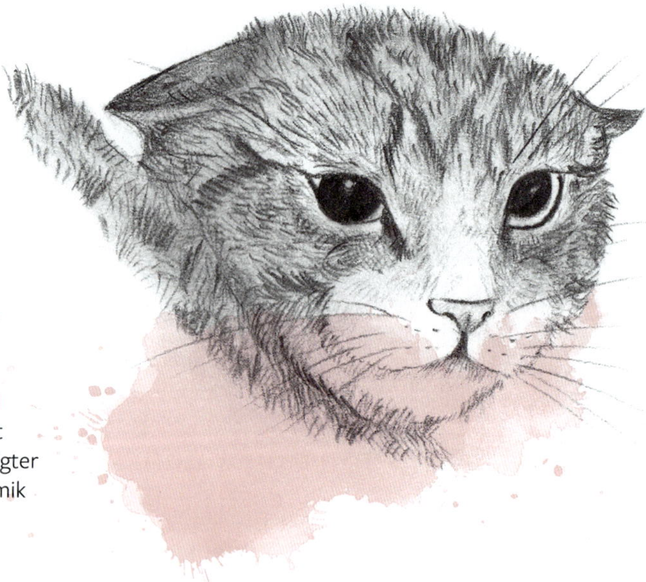

Abb. 5-1
Katze mit ausgeprägter Angstmimik

5.4.1 Ausdrucksverhalten

Typische Angstzeichen bei der Katze sind u. a. (▸ Abb. 5-1):

- eine geduckte Körperhaltung
- ein eingezogener, niedrig gehaltener Kopf
- ein eingezogener Schwanz (z. B. zwischen den Beinen)
- große Pupillen
- gesenkte bzw. angelegte Ohren

Der typische **Katzenbuckel** ist als ambivalentes Verhalten zu bewerten. Dies bedeutet, dass es sich um eine Mischung aus Angst und aggressiver Gestimmtheit bzw. Drohverhalten handelt. Dabei kann der Schwanz verschiedene Positionen haben: gesenkt (▸ Abb. 5-2) oder wie ein umgedrehtes „U" geformt. Bei einer höchst abwehrbereiten und in die Enge getriebenen Katze kann der Schwanz auch senkrecht in die Höhe ragen.

Ansonsten ist das senkrechte Hochstrecken des Schwanzes bei entspannter Körperhaltung als Signal für eine **freundliche Begrüßung** und Aufforderung zur Analkontrolle, also dem Beriechen des Anus, zu verstehen (▸ Abb. 5-3).

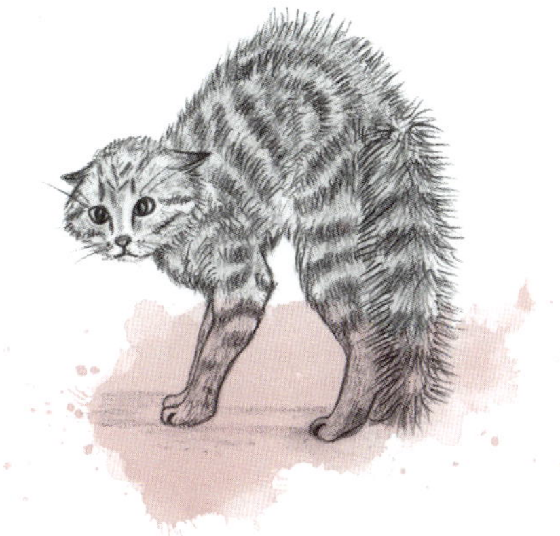

Abb. 5-2 Katze im Konflikt: Buckel als Mischung zwischen Angst und Drohung. Angstzeichen: angelegte Ohren, große Pupillen, gesträubtes Fell

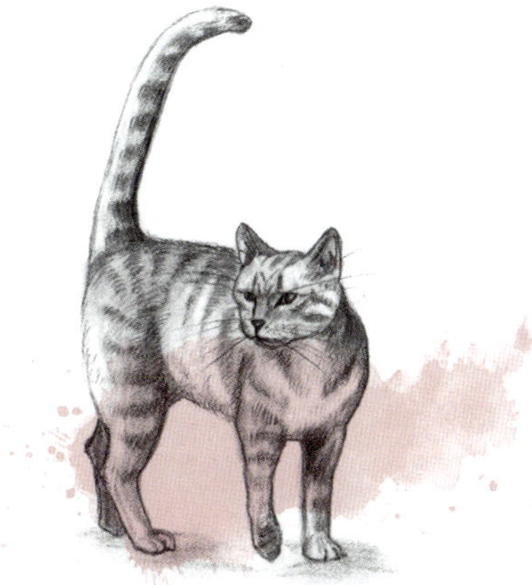

Abb. 5-3 Körperhaltung bei freundlicher Begrüßung

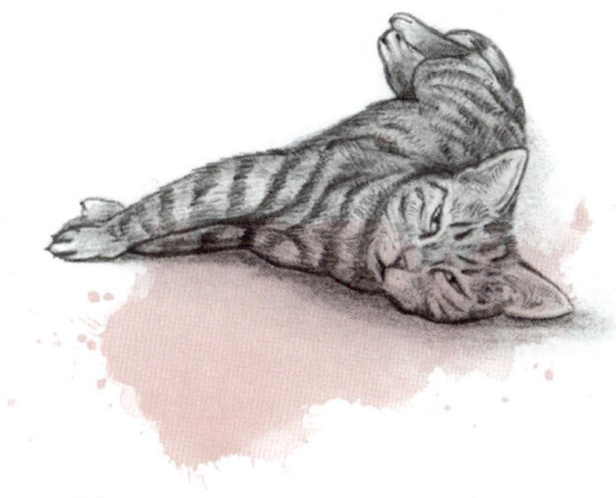

Abb. 5-4 Entspannte Körperhaltung einer Katze

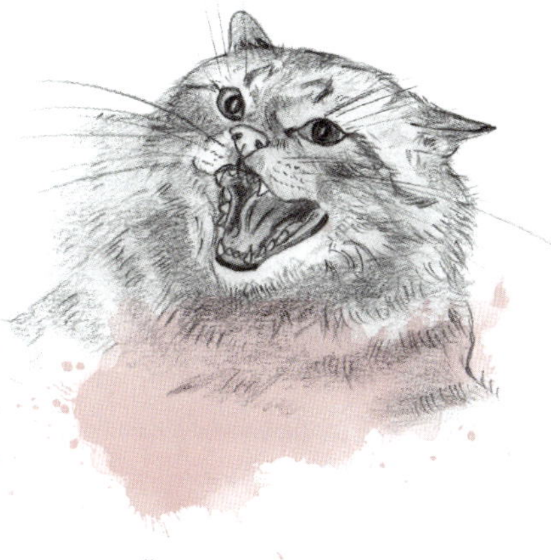

Abb. 5-5 Ängstliches Drohen mit Fauchen einer in die Enge getriebenen, liegenden Katze

Eine **entspannte** Katze ist in ▸ Abb. 5-4 zu sehen. Sie schließt die Augen zu Schlitzen.

Diese Katze **droht ängstlich** (▸ Abb. 5-5): Sie faucht und zeigt deutliche Angstzeichen wie Anlegen der Ohren und ein Zurückziehen des Kopfes.

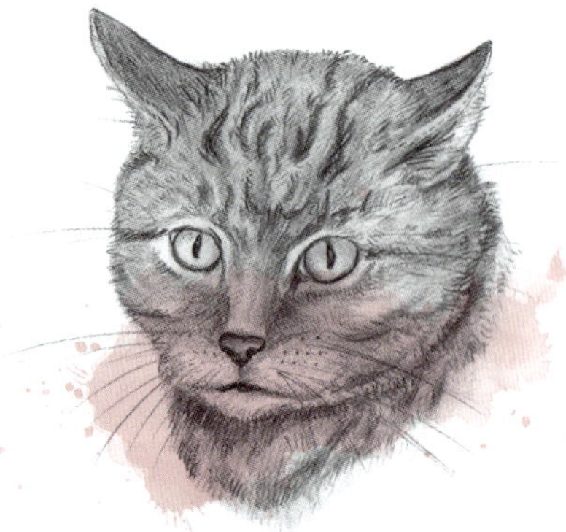

Abb. 5-6 Mimik einer drohenden Katze mit wenig Angstzeichen. Die Ohren sind nicht angelegt, sondern nach hinten gedreht, die Pupillen sind eng.

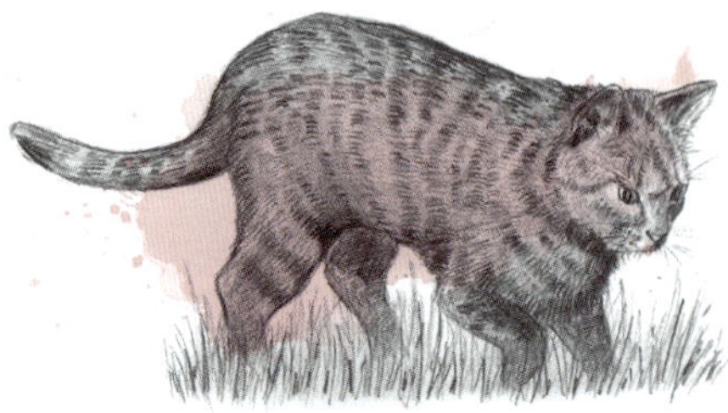

Abb. 5-7 Körperhaltung beim Jagdverhalten. Die Katze richtet ihre Sinne auf die Beute im Gras.

Eine **ohne Angstzeichen drohende Katze** zeigt dagegen einen nach unten gehaltenen Schwanz, durchgestreckte Beine und nach hinten gedrehte, aber nicht angelegte Ohren, sodass die Rückseite der Ohrmuscheln frontal sichtbar wird, die Pupillen sind nicht erweitert (▶ Abb. 5-6).

Eine Katze zeigt beim **Jagdverhalten** aufgestellte Ohren bzw. Ohrenspiel und nach vorne gerichtete Barthaare (▶ Abb. 5-7).

BEACHTE

Zwischen den verschiedenen Ausdrucksformen gibt es viele **Übergänge**. Je nachdem, wie viel Angst das Drohverhalten überlagert, sind unterschiedliche Mischungen möglich.

5.4.2 Vegetative Symptome bei Stress

Als **neurovegetative Symptome bei Angst bzw. Stress** kommen vor:

- beschleunigter Herzschlag
- beschleunigte Atemfrequenz, Hecheln
- Schwitzen (feuchte Pfoten)
- vermehrtes Speicheln
- Harn- und Kotabsatz
- Entleeren der Analbeutel
- Hyperthermie (erhöhte Körpertemperatur)
- „Stress-Kolitis“ mit blutig-schleimigem, weichem Kot
- erhöhter Blutdruck
- erhöhter pH-Wert im Urin
- Veränderungen von Blutwerten: z. B. erhöhter Blutzuckerspiegel, Erhöhung der Zahl der weißen Blutkörperchen

BEACHTE

In der tierärztlichen Praxis ist immer zu bedenken, dass Angst und Stress beim Tierarztbesuch die Untersuchungsergebnisse einer ansonsten gesunden Katze verfälschen können.

Insbesondere chronischer Stress kann auch **gesundheitliche Folgen** haben. So kann sich Stress auf die Entstehung und den Verlauf der idiopathischen Zystitis (FIC) auswirken. Studien haben gezeigt, dass insbesondere Konflikte mit einer anderen Katze im Haushalt hierbei als Stressfaktor angesehen werden können. Eine Verhaltenstherapie mit dem Ziel einer Stressreduktion für die betroffenen Tiere dient somit auch deren Gesunderhaltung.

BEACHTE
Gesundheit und Angst bzw. Stress hängen eng miteinander zusammen. Angstverhalten kann organische Ursachen haben. Angst und Stress können jedoch auch organische Erkrankungen zur Folge haben.

5.5 Allgemeine Therapieansätze

Je nach Problem und Situation stehen als therapeutische Maßnahmen zur Verfügung:

- ein Beseitigen der Ursachen, wenn dies möglich ist
- eine Verbesserung der Haltung
- ein individuell angepasster Umgang mit dem Tier
- Methoden der Verhaltensmodifikation, u. a. Desensibilisierung und Gegenkonditionierung (▶ Kap. 2)
- unterstützende Maßnahmen (Pheromone, Futteradditiva, Psychopharmaka) sowie alternative Methoden (▶ Kap. 8)

Häufig ist es sinnvoll, diese unterschiedlichen Therapieansätze miteinander zu kombinieren.

5.5.1 Beseitigung der Ursache bzw. des Auslösers

Ist durch eine sorgfältige Anamnese die **Ursache identifiziert** und lässt sich diese beseitigen, hat man den besten und schnellsten Erfolg. Wird z. B. eine Wohnungskatze immer beunruhigt, weil vor der Terrassentür die Nachbarskatze sitzt und sie anstarrt, kann mithilfe eines Sichtschutzes schnell Abhilfe geschaffen werden. Viele Stressoren können jedoch nicht so einfach behoben werden, sodass weitere verhaltenstherapeutische Maßnahmen nötig werden.

5.5.2 Verbesserung der Haltungsbedingungen

Bei der Verbesserung der Haltung kommen eine katzengerechte Wohnungseinrichtung, insbesondere eine **Verbesserung der Rückzugsmöglichkeiten** als wichtige stressreduzierende Maßnahme sowie vermehrte **Beschäftigungsmöglichkeiten** in Betracht.

PRAXISTIPP

Eine katzengerecht eingerichtete Wohnung sollte möglichst dreidimensional strukturiert sein, um den für die Katze nutzbaren Raum zu vergrößern.
Beispiele hierfür sind:

- erhöhte Sitz- und Rückzugsmöglichkeiten wie Kartons oder Körbe oben auf Regalen
- freier Platz auf Regalbrettern, auf Fensterbrettern oder auf Schränken
- an den Wänden erhöht angebrachte Sitzbretter oder Laufstege
- Kletterbäume

Ängstlichen Katzen, die gerne klettern, verschafft man damit mehr Sicherheit, weil sie von erhöhten Rückzugsplätzen ihre Umgebung aus sicherer Distanz beobachten können. Um auch am Boden Rückzugsplätze und Sichtschutz zu schaffen, kann man Decken über Stühle und Sessel hängen oder Kartons, Körbe etc. aufstellen.

Die Bedeutung von Versteckmöglichkeiten belegt auch eine Studie von Carlstead und Mitarbeitern (1993) an Laborkatzen. Tiere, die sich verstecken konnten, zeigten geringere Kortisolkonzentrationen im Urin, sodass gefolgert werden konnte, dass Verstecken eine wichtige Bewältigungsstrategie für eine belastende Situation darstellt.

Insbesondere Katzen in ausschließlicher Wohnungshaltung brauchen Möglichkeiten, sich vom Halter unabhängig, also auch in dessen Abwesenheit, vielfältig zu beschäftigen.

PRAXISTIPP

Katzen sollten sich ihr Futter erarbeiten müssen. Dadurch wird die Zeit der Futteraufnahme verlängert und die Katzen können Teile ihres Jagdverhaltens ausleben.
Beispiele hierfür sind:

- Futterspielzeug wie Futterbälle
- präparierte Papprollen
- „Fummelbretter" (▶ Kap. 2.6)

5.5.3 Umgang mit der Katze

Es ist sinnvoll, die Besitzer entsprechend über die Körpersprache und Signale ihrer Katze aufzuklären, damit sie Anspannung und Angst ihres Tieres rechtzeitig erkennen und angemessen darauf reagieren können. Katzenhalter müssen lernen, wie sie mit der Katze umgehen können, ohne sie zu bedrängen. Dadurch können aggressive Reaktionen des Tieres vermieden werden.

BEACHTE

Angst ist die Hauptursache für aggressive Reaktionen von Katzen. Das Erkennen der Angst der Katze und ein angemessenes Verhalten seitens des Menschen können verhindern, dass es zu aggressiven Reaktionen und damit verbundenen möglichen Verletzungen des Menschen kommt.

Bei Katzen, die sich gegenüber Menschen ängstlich verhalten, ist zu beachten, dass jegliche Bedrängungsmaßnahmen durch den Besitzer bzw. durch die gefürchtete Person unterlassen wird. Hierzu zählen:

- Zwingen zum Streicheln
- Hochheben
- der Katze nachlaufen
- ihr in die Augen schauen

Insbesondere **Kinder** müssen lernen, dass sie die Katze nicht bedrängen dürfen. In Familien mit kleinen Kindern ist es daher sinnvoll, Bereiche für die Katze kindersicher abzugrenzen, z. B. mithilfe von Kindergittern. Kinder wollen Katzen streicheln und sie herumtragen. Die Katzen wiederum ziehen sich vor zudringlichen Kindern zurück. Daher versuchen viele Kinder, die Katzen anzufassen, wenn sich diese nicht zurückziehen können, z. B. wenn sie schlafen oder die Katzentoilette benutzen. Aus Tierschutzgründen und zur Gefahrenprävention sollten diese Bereiche der Katze besonders geschützt werden.

Ein Infoblatt mit Umgangsregeln für Kinder zur Weitergabe an den Besitzer finden Sie auf tfa-wissen.de unter: svg.to/umgangsregel_kind

BEACHTE

Angsterkennung und die Vermeidung von Bedrängungssituationen dienen der Gefahrenprävention. Entsprechende Umgangsregeln sollten auch Kindern vermittelt werden.

5.5.4 Bestrafung

Bestrafungsmaßnahmen wie Anschreien, Erschrecken (z. B. Wurf mit einer Klapperdose) oder physische Strafen sind bei der Behandlung von angst- und stressbedingten Verhaltensproblemen ausnahmslos abzulehnen. Sie lösen nicht die Ursachen von Verhaltensproblemen, können diese verschlimmern und haben „Risiken und Nebenwirkungen" (▶ Kap. 2.2.3).

BEACHTE

Bestrafungsmaßnahmen haben „Risiken und Nebenwirkungen", indem sie Angst erzeugen oder verstärken, das Vertrauensverhältnis zum Besitzer stören oder auch aggressive Abwehrreaktionen der Katze auslösen können.
Bestrafungsmaßnahmen, die Angst erzeugen, sind außerdem tierschutzrelevant.

5.5.5 Sicherheitsmaßnahmen

Zeigt eine Katze angstaggressives Verhalten, ist vorerst alles zu vermeiden, was aggressive Reaktionen auslösen könnte. Reagiert die Katze beispielsweise aggressiv, wenn der Besitzer sie hochhebt, sollte er dies vorerst unterlassen. Gibt es Probleme mit Besuchern, wird die Katze vorsichtshalber in einem vertrauten Zimmer eingesperrt, noch bevor der Besuch kommt.

Als besonders wichtige Regel muss den Besitzern vermittelt werden: Einer aggressiv gestimmten Katze darf man **nicht zu nahe** kommen. Auf keinen Fall dürfen die Besitzer versuchen, die aggressiv gestimmte Katze zu beruhigen, z. B. zu streicheln, denn sie könnte dann die Besitzer angreifen, auch wenn der ursprüngliche Auslöser der Aggression ein anderer war. Besitzer dürfen auch nie auf aggressives Verhalten mit physischer Strafe reagieren, da dadurch die Aggression gesteigert wird.

BEACHTE

Einer aggressiv gestimmten Katze darf man nicht zu nahe kommen. Bei Anspannung können Katzen umorientierte Aggression zeigen und plötzlich einen Unbeteiligten angreifen.

Katzen bleiben nach einer aggressiven Auseinandersetzung viele Stunden in einem **erhöhten Erregungszustand** und sind leichter reizbar. Wenn z. B. bei einem Tierarztbesuch eine Katze aggressiv reagiert, sollte der Halter darauf hingewiesen werden, dass er der Katze zuhause erst einmal die Möglichkeit geben sollte, sich zu beruhigen, bevor er mit ihr wieder Kontakt aufnimmt oder bevor die Katze wieder zu den anderen Katzen des Haushaltes gelassen wird.

BEACHTE

Eine Katze, die in der Tierarztpraxis aggressiv reagiert hat, sollte zuhause erst einmal in Ruhe gelassen werden, sodass sie sich wieder entspannen kann.

5.5.6 Methoden der Verhaltensmodifikation

Bei der Behandlung von Angstproblemen ist es häufig sinnvoll, Methoden der Verhaltensmodifikation (▶ Kap. 2) miteinander zu kombinieren. Die Gegenkonditionierung wird üblicherweise zusammen mit der Desensibilisierung durchgeführt. Dabei kann im Rahmen des Trainings über (klassische) Gegenkonditionierung bei der Katze ein positives Gefühl gegenüber dem angstauslösenden Reiz aufgebaut werden, und zwar in kleinen Schritten im Sinne einer Desensibilisierung. Man geht dabei so langsam vor, dass eine Verunsicherung der Katze vermieden wird. Die Geschwindigkeit der Vorgehensweise richtet sich somit stets nach der Ausprägung des Problems und dem Verhalten des Tieres. Je ängstlicher ein Tier ist und je größer die Gefahr, die von ihm ausgeht (d. h. wenn sie aggressiv reagieren könnte), desto vorsichtiger muss man vorgehen.

Zunächst wird der angstauslösende Reiz in einer Entfernung bzw. – wenn es sich um ein Geräusch handelt – in einer Lautstärke präsentiert, in der die Katze noch entspannt reagiert. Das Erscheinen des Reizes wird jedes Mal, z. B. mit begehrtem Futter, verknüpft. Dann wird schrittweise der Abstand zum Reiz verringert bzw. dessen Lautstärke erhöht. Je nach Ausprägung des Problems, Vorgeschichte und individueller Eigenschaft der Katze sowie Geschick der Besitzer kann sich das Training über Tage, Wochen oder sogar Monate erstrecken.

BEACHTE

Die Geschwindigkeit, mit der im Training vorangeschritten wird, ist individuell vom Tier und von dessen Reaktionen abhängig.

5.5.7 Pheromone und Zusatzstoffe

Unterstützend zu weiteren verhaltenstherapeutischen Maßnahmen können auch Pheromone eingesetzt werden. Man kann die individuellen Gesichtspheromone der Katze (an den Schläfen und um das Maul herum) sanft mit einem Wattebausch oder Tuch abstreifen und diese „Duftträger“ an Liegeplätzen oder gefürchteten Gegenständen (z. B. Transportbox) abreiben oder dort ablegen, insbesondere auf Kopfhöhe der Katze.

Zum Einsatz synthetischer Pheromonpräparate und von Nahrungsergänzungsmitteln siehe ▶ Kapitel 8.3 und ▶ Kapitel 8.4. In ▶ Kapitel 8 finden Sie auch eine Beschreibung alternativer Methoden.

5.5.8 Medikamentöse Behandlung

Psychopharmaka sind vor allem bei Zwangsstörungen (z. B. psychogener Alopezie) indiziert, insbesondere, wenn es zu einer Selbstverletzung kommt (▶ Kap. 6). Eine weitere Indikation besteht bei einer extrem ausgeprägten Angstproblematik, bei der das Lernvermögen des Tieres stark eingeschränkt ist oder wenn aus Tierschutzgründen eine schnelle Reduktion des Leidens der Katze notwendig erscheint. Da Medikamente nicht die Ursache eines Verhaltensproblems beheben, sollten sie nur begleitend zu anderen verhaltenstherapeutischen Maßnahmen wie Stressreduktion, Haltungsverbesserungen, Verhaltensmodifikation usw. verwendet werden. Insbesondere vor dem Einsatz von Psychopharmaka muss eine Allgemeinuntersuchung erfolgen. Es ist empfehlenswert, vorab ein großes Blutbild zu machen und bei einer Langzeitanwendung eines lebergängigen Medikamentes regelmäßig die Leberenzyme zu überprüfen.

Psychopharmaka werden i. d. R. nicht als Dauermedikation eingesetzt. Wenn das Problem mindestens zwei Monate lang unter Kontrolle ist, kann das Medikament abgesetzt werden. Das Absetzen muss bei fast allen Psychopharmaka schrittweise erfolgen („Ausschleichen“).

BEACHTE

Psychopharmaka

Diese heilen das Angstproblem nicht. Verhaltenstherapeutische Maßnahmen, die das Problem bei seinen Ursachen angreifen, sind unverzichtbar. Der Einsatz von Psychopharmaka erfolgt, wenn nötig, lediglich begleitend und unterstützend.

Psychopharmaka einsetzen:

- nur nach genauer Diagnosestellung
- nur, wenn es erforderlich ist
- nur begleitend zu anderen verhaltenstherapeutischen Maßnahmen
- nur nach klinischer Untersuchung
- nur durch erfahrene Tierärzte

Außerdem ist zu beachten, dass die meisten Psychopharmaka eine mehrwöchige Anflutungszeit haben und daher mit einer Verbesserung des Verhaltens aufgrund des Medikamentes oftmals erst nach ca. einem Monat zu rechnen ist.

5.6 Angst, Furcht und Phobien bei der Katze

Es gibt verschiedene Formen und Ausprägungen des Angstverhaltens bei der Katze. Grundsätzlich können Tiere in **Bedrohungssituationen** mit folgenden Verhaltensweisen reagieren:

- Flucht, Meideverhalten
- Erstarren („Freezing"), Abwarten
- Angriff, Aggression, aktives Angehen des Stressors
- Sonstiges wie Beschwichtigung, Übersprungverhalten (d. h. die Katze zeigt ein Verhalten aus einem anderen Funktionskreis, z. B. wenn sie im Konfliktfall anfängt, sich zu putzen), Suche nach einem Ausweg

In welcher Weise ein Tier reagiert, hängt von der Situation, der Art der Bedrohung, den Eigenschaften des Tieres und den bereits gemachten Erfahrungen ab.

Verhaltensprobleme wie Unsauberkeit oder Aggressionsprobleme sind häufig mit einer Angstproblematik verbunden, da sie durch diese verursacht werden können.

Wichtige Definitionen

Furcht und **Angst**: Im Englischen wird unter „fear“ die Furcht vor einem spezifischen, identifizierbaren Auslöser verstanden, wohingegen mit „anxiety“ ein Alarmzustand verstanden wird, der nicht notwendigerweise einen offensichtlichen Grund haben muss. Im Deutschen wird in der Fachsprache der Psychologie und Philosophie meist zwischen „Angst“ als unbegründet, nicht objektbezogen und „Furcht“ als objektbezogen differenziert. In der Allgemeinsprache ist diese Differenzierung jedoch nicht üblich.

Panik ist der Zustand, bei dem die Erregung eine stark ausgeprägte emotionale Reaktion auslöst.

Eine **Phobie** ist eine unangepasste Angstreaktion, die der realen Bedrohung durch den Stimulus nicht angemessen ist. Phobien haben spezifische, identifizierbare Auslöser, z. B. Phobie vor dem Staubsauger.

Beim **Angstzustand** handelt es sich um einen andauernden emotionalen Zustand, der durch nichtspezifische, wechselnde Stimuli ausgelöst werden kann.

Bei allen im Folgenden genannten Verhaltensproblemen sind unbedingt vorab **klinische Differenzialdiagnosen** abzuklären. Denn alle diese Probleme können durch körperliche Erkrankungen verursacht werden.

5.6.1 Scheu, Verkriechen

Erscheinungsbild:

Auf furchtauslösende Reize reagieren viele Katzen mit Rückzug, laufen davon und verkriechen sich. Dieses Verhalten ist grundsätzlich als normal anzusehen. Zeigt die Katze jedoch bei häufiger vorkommenden Reizen starke Angst- bzw. Stresszeichen oder ist das normale Leben einer

Katze durch ihr Angstverhalten eingeschränkt, ist dies als **tierschutzrelevant** anzusehen und **behandlungsbedürftig**. Dies ist der Fall, wenn

- die Katze ihr Versteck tagsüber kaum verlässt oder
- die Katze sich nicht frei in ihrem Lebensraum bewegt (▶ Kap. 5.6.8).

Management:

- wenn möglich, Ursache abstellen, Auslöser vermeiden oder räumliche Trennung schaffen
  Beispiel: Angst vor Besuchern: Katze vorerst in separatem Zimmer unterbringen, bevor der Besuch die Wohnung betritt
- Habituation
  Beispiel: Bei Katzen, die Angst vor der Transportbox haben, sollte diese einfach dauerhaft im Wohnbereich aufgestellt werden.
- Desensibilisierung (▶ Kap. 2.4) und Gegenkonditionierung (▶ Kap. 2.5)
- Erhöhung des Sicherheitsgefühls: Schaffen von vielen sicheren Rückzugsplätzen, Auslastung, Spieltherapie, Verbesserung des Tier-Mensch-Verhältnisses
- unterstützende Maßnahmen (Pheromone, Futteradditiva, evtl. Psychopharmaka)

5.6.2 Unsauberkeitsprobleme

Erscheinungsbild:

Unsauberkeitsprobleme wie das Nichtbenutzen der Katzentoilette oder Markieren sind der häufigste Vorstellungsgrund für Katzen in der verhaltenstherapeutischen Sprechstunde. Die zugrunde liegenden Ursachen können sehr unterschiedlich sein (▶ Kap. 3.2).

Ursachen in Zusammenhang mit Angstverhalten:
Angst vor der Umgebung und soziale Konflikte mit Artgenossen können Unsauberkeit und Harnmarkieren verursachen. Katzen mit allgemeinem Angstzustand wagen sich teilweise erst aus ihrem Versteck und somit auf ihre Katzentoilette, wenn es in der Wohnung ruhig ist. Je nach Standort der Katzentoilette kann es Probleme geben, wenn diese z. B. nicht leicht erreichbar ist oder an einem belebten, unruhigen Platz steht. Es gibt auch Katzen, die aufgrund einer spezifischen Furcht die Katzentoilette nicht aufsuchen, z. B. weil das Kleinkind sie verfolgt und auf der Katzentoilette zu streicheln versucht, oder weil sie durch eine andere Katze gestört werden. Häufig werden Katzen bei ihrem Toilettengang von anderen Katzen mit Blicken oder Sitzblockaden daran gehindert, den Toilettenort zu verlassen, oder das andere Tier setzt sich auf das Dach der Katzentoilette und schlägt mit der Pfote, wenn die Katze die Toilette verlassen will. In einigen Fällen trauen sich die Katzen nur unter „Bewachung“ ihrer Besitzer, die Katzentoilette zu benutzen, da sie dann vor Übergriffen der anderen Katze geschützt sind. Dies führt dazu, dass sie in Abwesenheit der Besitzer die Toilette nicht benutzen, d. h. unsauber sind. Dieses Verhalten sollte nicht mit trennungsangstbedingter Unsauberkeit (▶ Kap. 5.6.7) oder Unsauberkeit aufgrund anderer Ursachen (▶ Kap. 3.2) verwechselt werden.

BEACHTE

Angstbedingte Ursachen, warum Katzen unsauber werden:

- Katze mit allgemeinem Angstzustand traut sich nicht aus Versteck und zur Toilette
- Toilettenaversion durch schlechte Erfahrung
- Spannungen und Bedrohungen im Mehrkatzenhaushalt

Jede Katze hat ihre individuelle Toleranzgrenze für schlechtes Toilettenmanagement. Angstauslösende Ereignisse oder Stressoren können diese Toleranzgrenze ändern, sodass eine bisher saubere Katze in einer

Belastungssituation ihre unsaubere oder an einem ungünstigen Ort stehende Katzentoilette plötzlich ablehnt, obwohl sie sie sonst immer benutzt hat.

BEACHTE

Zwischen einer Angst- bzw. Stressproblematik und Unsauberkeit kann es vielfältige Zusammenhänge geben. In einer Verhaltensberatung muss daher auch eine sorgfältige Anamnese bezüglich möglicher Belastungsfaktoren erfolgen.

Harnmarkieren zählt zum Normalverhalten von Katzen (▶ Kap. 3.2). Markieren in der Wohnung, insbesondere wenn es bei kastrierten Tieren auftritt, hat meistens eine Beunruhigung oder Stress als Ursache. Die Katze möchte sich mit ihrem vertrauten Geruch umgeben und dadurch ihr Sicherheitsgefühl erhöhen. Auslösende Stressoren können sein:

- eine Änderung der Familienstruktur
  Beispiele: neuer Lebenspartner, Baby wird geboren, Abwesenheit der Bezugsperson
- eine Änderung des Tagesablaufs
  Beispiele: Besitzer hat neue Arbeitszeiten
- Veränderungen in der Wohnung oder Umgebung
  Beispiele: Umzug, neue Möbel, Baustelle vor dem Fenster, neue Katze in der Nachbarschaft

BEACHTE

Bei den Unsauberkeitsproblemen können ein Nichtbenutzen der Katzentoilette, z. B. wegen einer ungünstigen Toilettensituation, und Markierverhalten miteinander verbunden sein.

Management:

- Analyse der gesamten Situation und der Stressfaktoren
- Wenn möglich Vermeidung der Stressfaktoren, Desensibilisierung, Gegenkonditionierung
- Verbesserung des Sicherheitsgefühls der Katze: Schaffen von vielen sicheren Rückzugsplätzen usw.
- Behandlung des Unsauberkeitsproblems (▶ Kap. 3.2)

5.6.3 Aggressionsprobleme

Besteht keine Möglichkeit zur Flucht, wird eine Katze auf eine Bedrohung eher mit aggressiver Gegenwehr reagieren als ein Tier, das sich zurückziehen kann. Es sind auch plötzliche, für den Besitzer womöglich unerwartete Übergänge von einer Reaktionsweise zur anderen möglich, z. B. von Rückzug zu Angriff. Es ist sehr wichtig, dass die Besitzer die aggressionsauslösenden Situationen kennen und vermeiden und die Körpersprache der Katze lesen, um aggressive Auseinandersetzungen zu vermeiden (▶ Kap. 5.4.1).

Das Thema Angstaggression wird ausführlich in ▶ Kapitel 4.5.1 behandelt.

5.6.4 Angst vor anderen Tieren

Erscheinungsbild:

Im Mehrkatzenhaushalt kann es zu Spannungen und aggressiven Auseinandersetzungen zwischen den Katzen kommen. Oft lösen subtile, vom Besitzer unbemerkte Provokationen und Bedrohungen des einen Tieres Erstarren, Flucht oder eine aggressive Gegenreaktion des anderen Tieres aus. Bei den **Provokationen** kann es sich handeln um:

- Blickfixieren: Die eine Katze starrt die andere an.
- Sitzblockaden: Die eine Katze setzt sich in einen Durchgang, sodass die andere nicht an ihr vorbeikommt.
- offensive Drohhaltung (▶ Abb. 5-6)

Ist eine Katze aufgrund eines Stressors, z. B. einer Baustelle vor dem Fenster, in einer angespannten Stimmungslage, kann durch einen weiteren, banal erscheinenden Stressor aggressives Verhalten ausgelöst werden. Ebenfalls kann Angriffsverhalten durch Erschrecken ausgelöst werden, wobei ein Unbeteiligter, sei es ein Mensch oder eine Katze, Opfer des Angriffs wird. Dieses Verhalten nennt man **„schreckinduzierte" Aggression** bzw. **„umgerichtete" Aggression** (▶ Kap. 4.5.6). Katzen, die in einem Haushalt jahrelang in einer friedlichen Beziehung miteinander gelebt haben, können sich auf diese Art von einem Augenblick zum anderen entzweien. Auslöser können z. B. laute Geräusche oder umfallende Gegenstände sein.

Nach einem sozialen Konflikt **putzen** viele Katzen vermehrt den eigenen Körper. Dies kann als Zeichen für akuten Stress angesehen werden. Je nach Persönlichkeit der Katze und Situation kann sich daraus sogar eine Zwangsstörung, die psychogene Alopezie, entwickeln. Dabei wird das normale Putzverhalten zum Stressabbau exzessiv ausgeführt, sodass es zu Schäden an Fell und Haut kommt (▶ Kap. 6.5.3).

Die Angst vor anderen Katzen oder anderen Tieren wie Hunden im Haushalt kann dazu führen, dass sich das betroffene Tier über längere Zeit **versteckt** und sich nicht frei in seinem Lebensumfeld bewegt. Die Leidenssituation eines solchen chronisch belasteten Tieres ist als tierschutzrelevant anzusehen und dringend behandlungsbedürftig.

Management:

- Behandlung der zugrunde liegenden Konflikte zwischen den Tieren (▶ Kap. 4.5)
- Desensibilisierung, Gegenkonditionierung
- Erhöhung des Sicherheitsgefühls: Überall, wo sich die Katzen begegnen könnten, in jedem Raum, auch im Flur, Badezimmer usw., muss es ausreichend Ausweich- und Versteckmöglichkeiten für die ängstliche Katze geben, sodass sie der bedrohenden Katze jederzeit aus dem Blick gehen kann. Futter, Wasser und Katzentoiletten müssen immer gefahrfrei zugänglich sein.

BEACHTE

Es ist nicht akzeptabel, wenn sich eine Katze aus Angst vor der Zweitkatze oder dem Familienhund nicht traut, sich in der Wohnung frei zu bewegen. Eine Behandlung des Problems ist essenziell, um die Katze vor einer chronischen Stressbelastung zu schützen.

5.6.5 Angst vor Menschen

Erscheinungsbild:

Die Angst vor Menschen kann sehr unterschiedlich ausgeprägt sein:

- Angst vor Menschen generell: bei Katzen, die gar nicht auf Menschen sozialisiert wurden
- Angst vor bestimmten Personengruppen (z. B. Männern, Kindern): bei Katzen, die unzureichend sozialisiert wurden, d. h. zu bestimmten Personengruppen während ihrer sensiblen Phase keinen Kontakt hatten, oder bei Katzen, die mit bestimmten Personen bereits negative Erfahrungen gemacht haben
- Angst vor bestimmten Individuen (z. B. Tierarzt)
- Angst vor bestimmten Verhaltensweisen von Personen (z. B. zu laute Ansprache, zu schnelle und direkte Annäherung)
- Angst bei bestimmten Manipulationen (z. B. Bürsten, Hochheben)

Betroffene Katzen können bei Bedrängung aggressiv reagieren. Die Aggression ist in der Regel defensiv (d. h. die Katze verteidigt sich und zeigt eine ängstlich-drohende Körpersprache), reaktiv und berechenbar, was bedeutet, dass die Katze nicht „aus heiterem Himmel“ angreift, sondern nur bei Bedrohung.

Management:

- Desensibilisierung, Gegenkonditionierung gegenüber Personen bzw. Manipulationen
- Erhöhung des Sicherheitsgefühls durch viele Versteck- und Aussichtsplätze
- Anpassung der Körpersprache: vertrauenserweckende Körpersprache einnehmen (z. B. Hinhocken, Blick abwenden, Katze sanft locken)
- unterstützende Maßnahmen (Pheromone, Futteradditiva, evtl. Psychopharmaka)

5.6.6 Lärmphobie

Erscheinungsbild:

Dass Katzen vor lauten oder unbekannten Geräuschen erschrecken und Meideverhalten zeigen, ist normal. Bei einer Phobie handelt es sich jedoch um eine übermäßige, dem Auslöser nicht angemessene Reaktion, die die Katze in ihrem Leben beeinträchtigt. Die Tiere zeigen Paniksymptome, die neben einer ausgeprägten ängstlichen Körpersprache auch körperliche Stresssymptome beinhalten (▶ Kap. 5.4.2). Eine Behandlung des Problems ist auch aus Tierschutzgründen angezeigt.

Management:

- Identifizierung des auslösenden Reizes und Überlegung, wie man ihn kontrolliert im Training präsentieren kann (z. B. Geräusch-CD)
- Habituation, Desensibilisierung und Gegenkonditionierung
- Erhöhung des Sicherheitsgefühls durch viele Versteck- und Aussichtsplätze
- unterstützende Maßnahmen (Pheromone, Futteradditiva, evtl. Psychopharmaka)

Vielen Katzen ist **der Lärm an Silvester** nicht geheuer. Damit sich hieraus keine Angststörung entwickelt, können Katzenbesitzer einige Dinge vorbeugend tun.

Ein Infoblatt mit Tipps für Silvester zur Weitergabe an den Besitzer finden Sie auf tfa-wissen.de unter:
svg.to/silvester

5.6.7 Trennungsangst/„Hyperattachment"

Erscheinungsbild:
Trennungsprobleme können sich unterschiedlich äußern:

- Unsauberkeitsprobleme
- unangemessene Vokalisation (z. B. permanentes Schreien)
- Zerstörung von Gegenständen
- Übermäßiges Lecken des eigenen Körpers

Am häufigsten kommen in diesem Zusammenhang Unsauberkeitsprobleme vor.

Trennungsprobleme können entstehen, wenn

- die Katze eine sehr enge Bindung an den Besitzer hat („Hyperattachment"),
- die Katze sich nur beschäftigen kann, wenn der Besitzer zuhause ist, z. B. weil die Wohnung nicht katzengerecht eingerichtet ist oder weil sie es nicht gewohnt ist, sich alleine zu beschäftigen.

Handaufgezogene Katzen sind oft besonders auf den Besitzer fixiert und von seiner Anwesenheit abhängig.

Abzugrenzen von Trennungsproblemen durch „Hyperattachment" sind Verhaltensprobleme, die zwar in Abwesenheit des Besitzers auftreten, aber durch Konflikte zwischen den Katzen eines Haushaltes bedingt sind. So gibt es Katzen, die nur unter „Geleitschutz" ihres Besitzers die Katzentoilette aufsuchen und folglich bei dessen längerer Abwesenheit Unsauberkeit zeigen (► Kap. 5.6.2).

Management:

- In Anwesenheit des Besitzers sollte die Katze mittels vielfältiger, jedoch vom Besitzer unabhängiger Beschäftigungsmöglichkeiten aktiviert werden. Das bedeutet, dass die Katze sich z. B. mit Futterspielzeug, „Fummelbrettern“ (▶ Kap. 2.6) oder frei schwingend aufgehängtem Spielzeug beschäftigt, während der Besitzer in der Wohnung ist, aber nicht mit ihr direkt interagiert.
- Erhöhung des Sicherheitsgefühls durch viele Versteck- und Aussichtsplätze
- Desensibilisierung und Gegenkonditionieren des Alleinseins: erst Trennungen innerhalb der Wohnung üben, dann Weggehen schrittweise üben, d. h. Länge der Abwesenheit behutsam steigern, ohne die Katze zu überfordern
- attraktive Beschäftigungsmöglichkeiten beim Alleinsein verbessern, z. B. „Fummelbretter“, Futterspielzeug und ungefährliches Spielzeug (▶ Kap. 2.6) anbieten
- Radio bzw. Fernseher (mit Zeitschaltuhr) laufen lassen, wenn dies der Katze beim Alleinsein hilft
- unterstützende Maßnahmen (Pheromone, Futteradditiva, evtl. Psychopharmaka)
- Videokontrolle der alleingelassenen Katze, um zu überprüfen, ob sie noch Stresszeichen zeigt

BEACHTE

Überanhängliche Katzen müssen lernen, dass sie sich auch ohne den Besitzer beschäftigen können. Das Alleinsein soll mit positiven Erfahrungen verknüpft werden.

5.6.8 Generalisierte Angststörung

Erscheinungsbild:
Katzen mit generalisierter Angststörung oder „Angstzustand" zeigen eine ängstliche Körpersprache und körperliche Stresssymptome über lange Zeiträume. Das Angstverhalten wird nicht durch einzelne spezifische Stressoren, sondern durch eine Vielzahl von Stimuli ausgelöst. Die Tiere verkriechen sich permanent und sind in einem dauernden Belastungszustand. Dieser ist als hochgradig tierschutzrelevant anzusehen. Es muss umgehend eine Lösung für das Tier gefunden werden. Da diese Störung vor allem bei Katzen auftritt, die wegen einer unzureichenden Sozialisation und Habituation (▶ Kap. 1.3) an einem Deprivationssyndrom leiden, ist die Behandlung als schwierig zu bezeichnen. Der Einsatz von Psychopharmaka ist in der Regel angezeigt, um eine rasche Entlastung des Tieres zu erreichen und es für verhaltensmodifizierende Maßnahmen zugänglich zu machen.

Management:
- Erhöhung des Sicherheitsgefühls durch eine katzegerechte Wohnungsstrukturierung mit besonders vielen Rückzugs- und Versteckmöglichkeiten; Spieltherapie
- Separierung in einen entsprechend katzengerecht eingerichteten „Katzenraum", worin das Tier vorerst seine Ruhe hat und von Stressoren abgeschirmt ist
- behutsames Gewöhnungstraining bezüglich Alltagsreizen und eines größeren Aktionsraums auch außerhalb des sicheren „Katzenzimmers" mittels Desensibilisierung und Gegenkonditionierung
- Stärkung der Bindung an den Besitzer: Der Besitzer muss eine vertrauensfördernde Körperhaltung einnehmen und auf eine leise Stimme und langsame Bewegungen achten; wenn nötig, Desensibilisierung und Gegenkonditionierung in Bezug auf den Besitzer, um ein Vertrauensverhältnis aufzubauen, was der Katze im Alltag Sicherheit vermittelt.

- notfalls Umplatzierung: Suche nach einem geeigneteren Platz für die Katze in einem ruhigeren, stressarmen Umfeld

> **BEACHTE**
> Die Behandlung der generalisierten Angststörung ist mühsam, langwierig und nicht immer so erfolgreich, wie es sich die Besitzer wünschen. Eine besondere Bedeutung kommt daher der Prophylaxe zu: Es muss verhindert werden, dass Katzenwelpen unter schlechten Aufzuchtbedingungen aufwachsen und nicht ausreichend sozialisiert und habituiert werden.

Literatur

Carlstead K, Brown JL, Strawn W (1993): Behavioral and physiological correlates of stress in laboratory cats. Appl Anim Beh Sci; 38: 143–158.

6 Abnormal-repetitives Verhalten

Patricia Kaulfuß

6.1 Allgemeine Einführung

Abnormal-repetitives Verhalten (oder Verhaltensweisen, abgekürzt **ARV**) zeigt sich in Verhaltensweisen, die sich unangemessen häufig wiederholen und nicht sehr variabel in ihrer Art der Ausführung, ihrem Zweck und ihrer Interaktion mit der Umwelt sind. Sie werden scheinbar ohne bestimmten Grund ausgeführt, können Selbstverstümmelung beinhalten und unangemessen oder sonderbar erscheinen. ARV gehört zum großen **Komplex der klinischen Verhaltensstörungen** und beinhaltet **Zwangsstörungen** und Stereotypien. Die einzelnen Störungsbilder können dabei sehr unterschiedlich aussehen. Sie reichen bei der Katze von lokomotorischen/kommunikativen und oralen bis hin zu (auto-)aggressivem oder halluzinatorischem ARV.

Erscheinungsbilder von abnormal-repetitiven Verhaltensweisen (ARV) bei der Katze

Lokomotorisch

- feline Hyperästhesie
- Kreislaufen/Schwanzjagen
- Erstarren
- exzessives Jagen von imaginären Objekten
- exzessives Miauen/Vokalisieren
- exzessives Hin- und Herlaufen

Halluzinatorisch

- Schatten anstarren
- Ausweichen/Vermeidung von imaginären Objekten
- stark ausgeprägte Schreckhaftigkeit

Autoaggressiv

- Attackieren des eigenen Schwanzes oder anderer eigener Körperteile
- Nägel kauen
- Aufkratzen von Gesicht und Hals
- exzessive Körperpflege mit Haare ausrupfen und Lecken bis zum Fellverlust

Oral

- *Wool-sucking* (Nuckeln von Textilien)
- Fressen von unverdaulichen Materialien (Pica)
- exzessives Trinken und exzessive Futteraufnahme
- Ablecken von Objekten oder des Besitzers
- Autoaggression (▶ s. oben)

Unter den tierärztlichen Verhaltenstherapeuten werden ARV in drei Grade unterteilt:

- Bei **Grad 1** beginnt das Tier das Verhalten und hört auch selbstständig wieder auf.

- **Grad 2** zeichnet sich dadurch aus, dass das Tier das Verhalten nur noch durch Einschreiten, z. B. Abrufen oder Ablenken, beendet.
- **Grad 3** ist bereits so fortgeschritten, dass das Tier sich gar nicht mehr oder nur durch massives Unterbinden, z. B. Festhalten, davon abhalten lässt, die ARV auszuüben.

Eine vollständige Heilung des abnormal-repetitiven Verhaltens ist oftmals bei starker Ausprägung, langer Erkrankungsdauer und vorliegenden pathophysiologischen Veränderungen nicht möglich.

BEACHTE

Abnormal-repetitive Verhaltensweisen (ARV) gehören zum Komplex der psychischen Erkrankungen und sind keine „Untugenden", die man einfach wieder „abtrainieren" kann.

6.2 Ätiologie

Neben genetischen Prädispositionen sind häufige Ursachen:
- **hohe Erregungslagen**
- **Stressoren**
- **Ängste**
- **Konfliktsituationen**
- **Frustrationen**

Diese Ursachen können zu Ersatzverhalten führen, das sich dann zu ARV weiterentwickelt.

Ersatz- oder **Übersprungshandlungen** dienen vermutlich zur Reduktion von Stress. Sie können später auch unabhängig von einer bestimmten Situation auf andere Stressoren übertragen werden oder auch, unabhängig von der jeweiligen Ursache, generalisieren (**Emanzipation**). ARV entwickeln sich dann mit der Zeit zu selbstständigen Handlungsabläufen, welche mehr und mehr auch durch vollkommen veränderte Umweltbedingungen hervorgerufen werden. Dies wiederum trägt leider zur hohen Stabilität der Erkrankung bei und verursacht dadurch eine erhebliche Löschungs- und damit auch Therapieresistenz.

Nicht artgemäße Umweltbedingungen können zu krankhaften Veränderungen des zentralen Nervensystems (ZNS) führen. Davon sind besonders die in menschlicher Obhut lebenden Tiere betroffen, die im Vergleich zu ihren wildlebenden Verwandten zumindest stark veränderten Umweltbedingungen ausgesetzt sind (▶ Abb. 6-1).

Doch nicht nur suboptimale Umweltbedingungen, sondern auch **fehlende Sozialisation** (▶ Kap. 1.3) kann zu einer mangelhaften Gehirnentwicklung, endokrinologischen Störungen und unveränderlichen Veränderungen des ZNS führen. Auch dies kann eine Therapie dieser Erkrankung erschweren bzw. sehr stark einschränken.

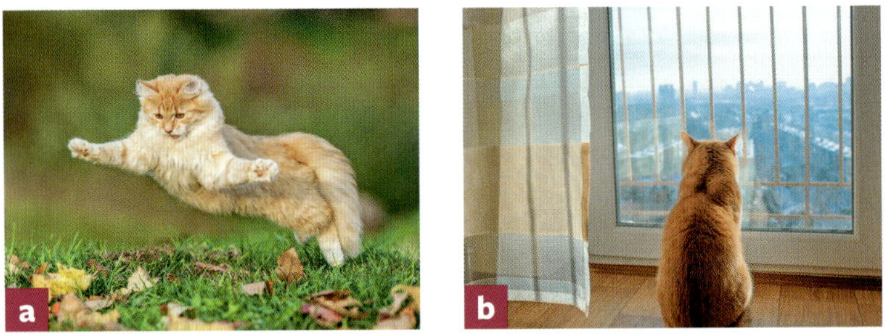

Abb. 6-1 Freilebende Katzen haben andere Umweltbedingungen als reine Wohnungskatzen mit eingeschränkten Beschäftigungsmöglichkeiten.
a freilebende Katze
b Wohnungskatze

6.3 Differenzialdiagnosen

Bei ARV müssen unbedingt klinische Erkrankungen ausgeschlossen werden. Daher sollte der Besitzer im ersten Schritt mit der Katze beim Tierarzt vorstellig werden. Dort müssen dann, je nach Auffälligkeit, neurologische und dermatologische Erkrankungen, Schmerzen jedweder Art sowie internistische und infektiöse Ursachen abgeklärt werden.

Aber auch verhaltensmedizinisch besteht die Möglichkeit der Differenzialdiagnosen. Wird ein Verhalten z. B. nur in Anwesenheit der Besitzer ausgeführt, muss ein tiermedizinischer Verhaltenstherapeut die Reaktionen der Besitzer auf das Verhalten überprüfen und ggf. modifizieren. Wird das Verhalten hingegen nur in Angstsituationen gezeigt, wäre der erste Schritt, die Stressfaktoren zu identifizieren und die Angst oder Phobie zu behandeln (▶ Kap. 5). Um etwaige Differenzialdiagnosen herauszuarbeiten, ist eine ausführliche Anamnese unumgänglich. Diese gehört in die Hand von tierärztlichen Verhaltenstherapeuten, was so mit den Besitzern kommuniziert werden sollte.

BEACHTE
Es gibt eine Vielzahl an klinischen Erkrankungen, die der Tierarzt abklären muss, bevor abnormal-repetitive Verhaltensweisen (ARV) diagnostiziert werden können.

6.4 Allgemeine Therapieansätze

So unterschiedlich wie die Ursachen und die Verhaltensweisen von ARV sind, sind auch die Therapieansätze. Hinzu kommt, dass ARV keine „Untugenden" sind, die man „einfach wieder abtrainieren" kann, sondern eine manifestierte klinische Verhaltensstörung darstellen.

Ein Infoblatt mit einer kleinen Auswahl an ARV und Tipps zur Weitergabe an den Besitzer finden Sie auf tfa-wissen.de unter: svg.to/ARV

Die Verhaltenstherapie dieser Störung verlangt eine ausführliche Befunderhebung unter Berücksichtigung aller individuellen Fragestellungen des jeweiligen Verhaltensproblems und dem Ausschluss sämtlicher (auch organischer) Differenzialdiagnosen. Zum Beispiel brauchen Tiere, welche das Verhalten aufgrund von Langeweile ausführen, mehr Auslas-

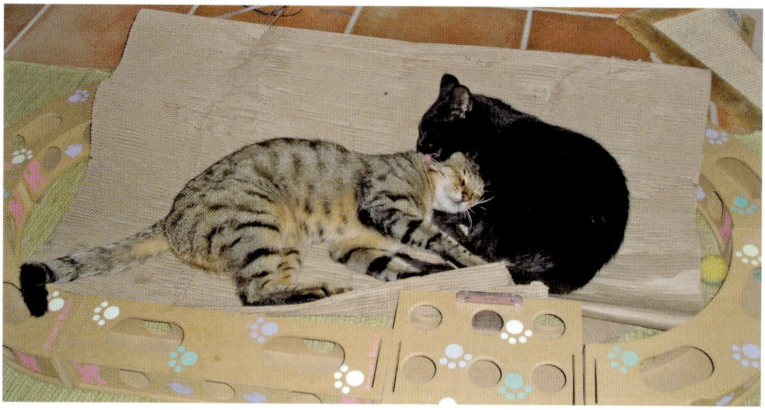

Abb. 6-2 Katzen, welche das Verhalten aufgrund von Langeweile ausführen, brauchen (vor allem in der Wohnungshaltung) mehr Auslastung.

tung (▶ Abb. 6-2), wohingegen Tiere, die das Verhalten aufgrund von Stress zeigen, mehr Routine und Entspannung in ihrem Alltag benötigen (▶ Abb. 6-3). Im Allgemeinen bewegen sich die Therapieansätze jedoch auf der Basis von:

- Verbesserungen suboptimaler Umweltbedingungen (▶ Kap. 1),
- Verhaltensmodifikationen für die Patienten und deren Besitzer (▶ Kap. 2),
- sowie, in schwerwiegenden Fällen, dem Einsatz von Psychopharmaka durch einen erfahrenen Tierarzt.

Der Therapieerfolg steht und fällt oftmals mit der Kooperationsbereitschaft der Patientenbesitzer. Mit einer Kombination von Medikamenten und einer konsequent durchgeführten Verhaltenstherapie können ca. zwei Drittel der Fälle verbessert, nicht jedoch unbedingt geheilt werden.

6.4.1 Bestrafung vermeiden

Leider wissen sich manche Besitzer nicht anders zu helfen und sind selbst so frustriert vom Verhalten ihrer Katze, dass dies immer wieder

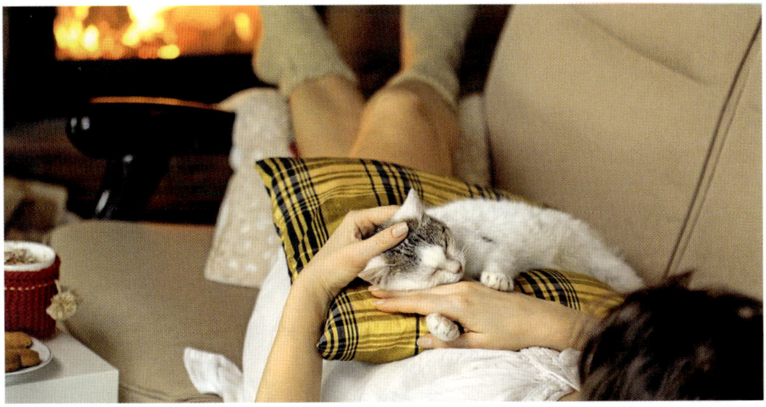

Abb. 6-3 Bei Stress als auslösendem Faktor für ARV brauchen die Katzen mehr Entspannung.

zu Bestrafungen der Tiere oder erzwungener Vermeidung des Verhaltens (z. B. durch Festbinden) führt. Dies sollte jedoch auf keinen Fall geschehen! Durch Bestrafung oder Fixieren der Tiere werden die Ursachen wie Angst, hohe Erregungslagen, Konfliktverhalten und Frustration verstärkt und damit das negative Verhalten eher begünstigt statt verbessert. Zudem kann dies auch zu einer Störung der Tier-Halter-Beziehung führen, was die Prognose verschlechtert. Daher sollte dem Besitzer erklärt werden, dass es sich um eine Erkrankung handelt und das Tier das Verhalten nicht aus „Boshaftigkeit" oder „Ungehorsamkeit" ausführt.

6.4.2 Vermeidung von ARV-auslösenden Situationen

An erster Stelle sollte die Identifikation und Vermeidung der verursachenden Situationen stehen. Oftmals ist dies nicht möglich oder die Auslöser sind schlichtweg unbekannt. In solchen Fällen sollte zumindest versucht werden, Stressfaktoren für den Patienten möglichst gering zu halten und damit präventiv zu agieren (▶ Kap. 1.4). Dafür müssen die Patientenbesitzer sensibilisiert und an deren Geduld appelliert werden.

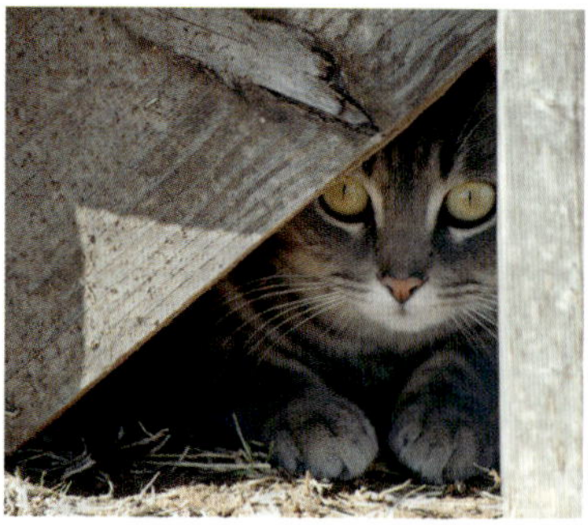

Abb. 6-4 Katzen brauchen Rückzugsmöglichkeiten.

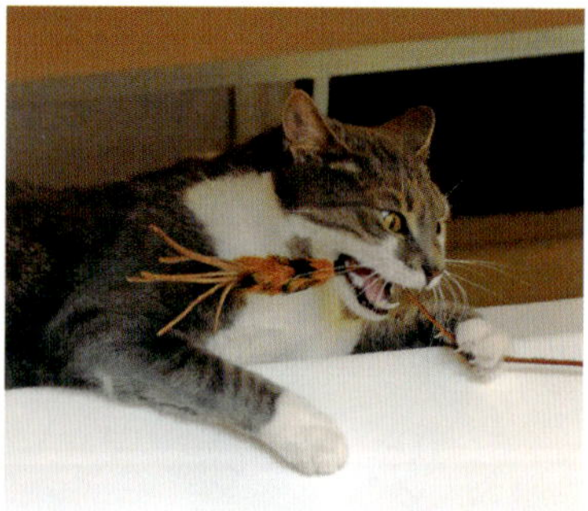

Abb. 6-5 Spieltherapie

Zusätzlich sollte die Katze eine Rückzugsmöglichkeit bekommen, wodurch sie ggf. den Stressoren ausweichen bzw. den Stress dadurch selbst besser kontrollieren kann (▶ Abb. 6-4).

6.4.3 Desensibilisierung und Gegenkonditionierung

In Fällen, in denen bestimmte Stresssituationen nicht vermieden werden können (z. B. bei Familienzuwachs), sollte eine professionelle Desensibilisierung und Gegenkonditionierung gegenüber den Stressoren erfolgen. Diese müssen ganz individuell auf die jeweilige Situation und den Charakter des Tieres abgestimmt werden (▶ Kap. 2).

Eine Alternative zur Trainingsmethode mit Futterbelohnung ist die Spieltherapie, welche eine Kombination aus Desensibilisierung und Gegenkonditionierung darstellt (▶ Abb. 6-5). Insbesondere wenn ein Besitzer nicht mit Leckerli arbeiten möchte oder das jeweilige Tier nicht sehr futtermotiviert ist, kann diese eingesetzt werden. Hierbei sorgt das Spiel für einen stressfreien Kontext, sodass das Tier dem auslösenden Reiz in einer positiven Haltung entgegentritt (▶ Kap. 2.6).

6.4.4 Kanalisation des Verhaltens

Wenn eine Kontrolle der Ursachen nicht möglich ist, besteht zusätzlich die Möglichkeit, das Verhalten umzulenken bzw. zu kanalisieren. Eine Katze mit einer psychogenen Leckdermatitis könnte z. B. dahingehend umkonditioniert werden, statt des eigenen Körpers einen Kong® (The Kong Company, Golden Colorado, USA) oder Spielzeuge zu lecken (► Abb. 6-6). Dies löst zwar nicht das Problem des Verhaltens selbst, schützt jedoch das Tier vor weiteren Folgeschäden durch Automutilation (Selbstverstümmelung).

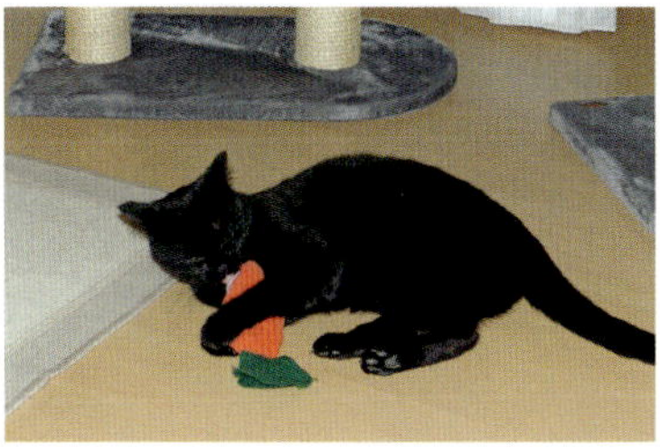

Abb. 6-6 Das Umlenken des Leckverhaltens vom eigenen Körper auf Spielzeug therapiert nicht die Leckdermatitis, schützt aber die Katzen vor weiteren körperlichen Schäden durch Selbstverstümmelung.

6.4.5 Auslastung durch Beschäftigung

Wie bereits erwähnt, brauchen ängstliche Tiere mehr Routine und Voraussehbarkeit im Alltag, während temperamentvolle Tiere mehr Abwechslung und unterschiedliche Beschäftigungsarten benötigen. **Auslastung statt Langeweile sollte jedoch bei jeder Katze zum Einsatz kommen.** Trainingseinheiten und unterschiedliche Möglichkeiten, die eigene Umwelt neu zu entdecken, sind eine effektive Form für Aufmerksamkeit, Abwechslungsreichtum sowie positive soziale Interaktion und lenken somit von der Ausführung des ARV ab (eine müde Katze leckt sich seltener). Vielen Besitzern fällt es jedoch schwer, sich nach Feierabend noch mit ihrem Tier zu beschäftigen und müssen daher neu motiviert werden. Manchen Menschen fehlen aber auch einfach nur die Ideen, daher brauchen sie Hilfestellungen, wie sie den Katzen auch mit einfachen Mitteln (z. B. Papiertüten oder Kartons) Abwechslung bie-

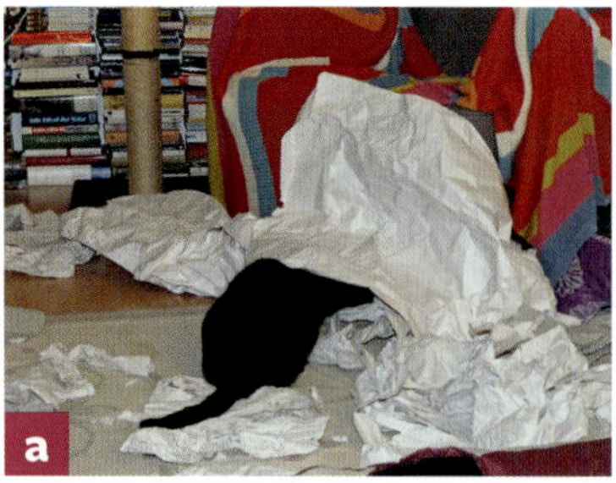

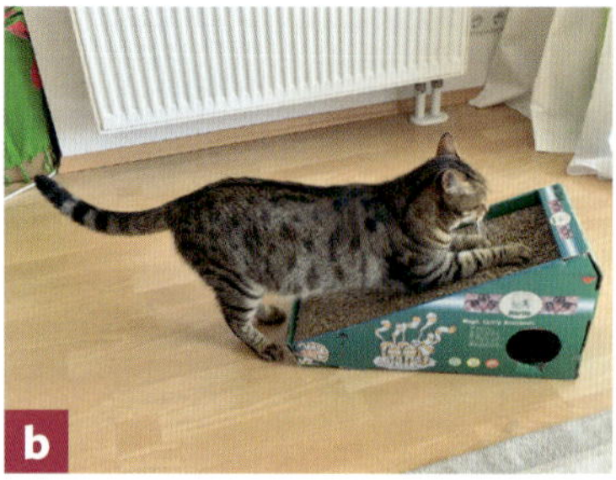

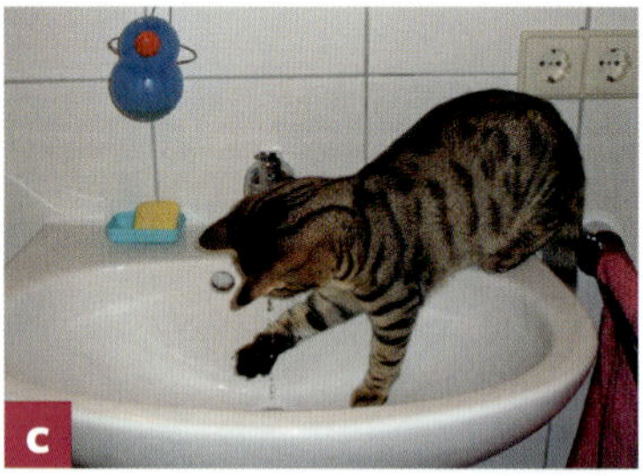

Abb. 6-7 Katzen lassen sich auch mit ganz einfachen Mitteln beschäftigen und auslasten.

a Hier beschäftigt sich die Katze ausgiebig mit Papier.
b Auch mit einem Kratzbrett beschäftigen sich Katzen gerne.
c Ein tropfender Wasserhahn erregt die Aufmerksamkeit der Katze.

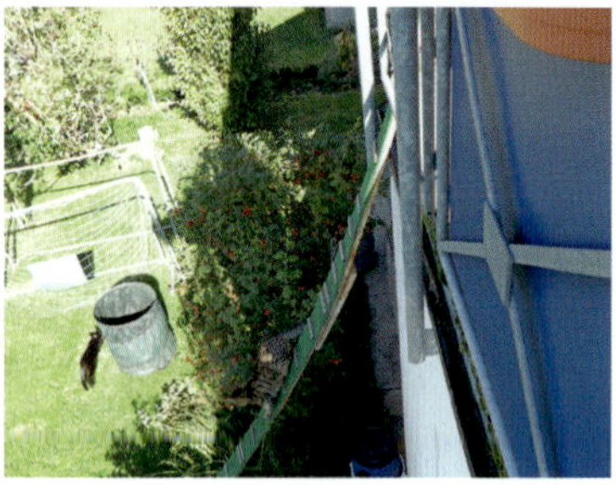

Abb. 6-8 Eine angereicherte Umwelt (*environmental enrichment*) kann abnormal-repetitive Verhaltensweisen reduzieren.

ten können (▶ Abb. 6-7). Eine angereicherte Umwelt (**environmental enrichment**), welche die Möglichkeit der sensorischen sowie mentalen Stimulation bietet und Erkundungsverhalten fördert (▶ Abb. 6-8), kann zusätzlich ARV reduzieren. Dies ist vor allem bei Wohnungskatzen sehr wichtig. Verschiedene Studien belegen, dass bei Tieren die Förderung komplexer und variabler Futtersuche generell das Auftreten von ARV reduzieren kann. Der Markt bietet dafür ein breites Spektrum von intelligenten Futterspielzeugen (z. B. Futterbälle; ▶ Abb. 6-9). Aber auch im Internet findet man viele Anregungen. Diese können bei fast allen Individuen eingesetzt werden und helfen Frustrationen, Langeweile, Ersatzhandlungen und Stress durch Deprivation zu minimieren. Das Tier soll durch die Ablenkung außerdem möglichst lang vom ARV abgehalten werden, was ein wichtiger Punkt in der Verhaltenstherapie dieser Störung ist. **Denn je länger und intensiver die Verhaltensstörung des betroffenen Patienten ausgeführt wird, desto schlechter ist die Prognose zur Verbesserung.**

BEACHTE

Ausreichende Beschäftigung mit den Tieren ist ein wichtiger Punkt in der Verbesserung von ARV. Viele Besitzer brauchen aber Unterstützung bei der Suche nach Ideen und Anregungen, diese Interaktionen auch auszuführen.

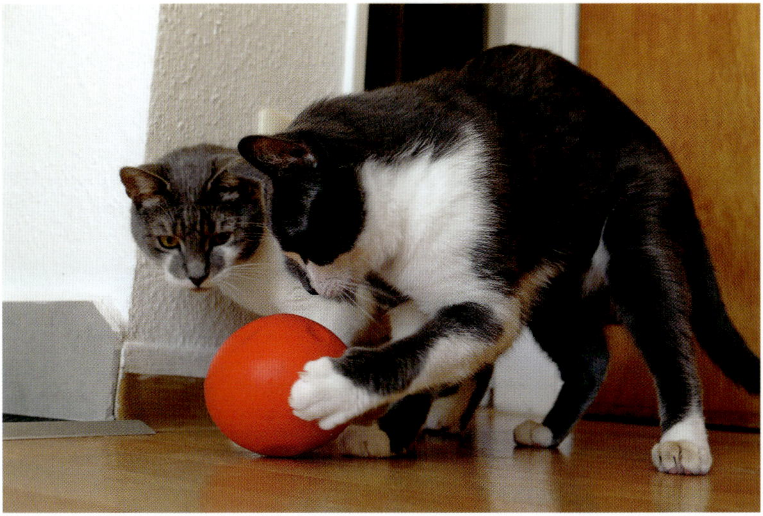

Abb. 6-9 Die Förderung komplexer und variabler Futtersuche kann generell das Auftreten von abnormal-repetitiven Verhaltensweisen reduzieren.

6.4.6 Unterbrechung des Verhaltens durch Alternativverhalten

Ein weiterer, wichtiger Therapieansatz besteht in der Unterbrechung des Problemverhaltens durch Belohnen eines Alternativverhaltens (▶ Kap. 2.5). Zum Beispiel kann ein gut trainierbares Tier durch ein Kommando *„Schau mich an“* (▶ Abb. 6-10) am weiteren Ausüben des Problemverhaltens gehindert und stattdessen für die Ausführung des Kommandos (Alternativverhalten) belohnt werden. Dabei muss jedoch beachtet werden, dass die Zeitspanne zwischen dem Ausüben des Problemverhaltens und des Alternativverhaltens groß genug ist, damit das Tier die Belohnung mit dem Alternativverhalten (und nicht mit dem ARV) verbindet. Um größtmögliche Erfolge zu erzielen, sollte dies einem tiermedizinischen Verhaltenstherapeuten übertragen werden.

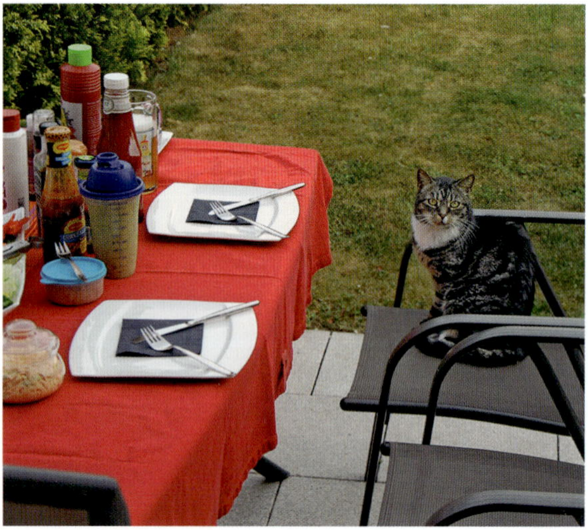

Abb. 6-10 Katze schaut auf Kommando den Besitzer an, da sie nicht auf den Tisch springen darf.

Unterstützend kann die **Tellington TTouch® Methode** versucht werden (▶ Kap. 8.6). Die Lernhilfen wurden entwickelt, um Tieren zu helfen, Alternativverhalten zu lernen, wenn schlechte Erfahrungen, Schmerzen oder Ängste dies erschweren.

BEACHTE

In verschiedenen Internetforen wird auch immer wieder das **Ignorieren** (▶ Kap. 2.8) der ARV diskutiert. Dort wird empfohlen, so lange zu warten, bis das Tier sein Verhalten selbst beendet, damit das ruhige Verhalten belohnt werden kann. Nach meiner Erfahrung funktioniert dies nur im ersten Stadium der Erkrankung und auch meist nur, wenn zuvor eine Fehlkonditionierung des Verhaltens stattgefunden hat (z. B. durch Aufmerksamkeit belohnt wurde). Bei Grad 3 funktioniert das Ignorieren hingegen gar nicht. Oftmals geht das Ausüben von ARV mit einer Ausschüttung von Botenstoffen einher und ist daher selbstbelohnend. Bei einer manifestierten Verhaltensstörung (spätestens ab Grad 2) führt Ignorieren somit oftmals nur zur Verschlimmerung des Verhaltens und kann daher nicht generell als empfehlenswert angesehen werden.

6.4.7 Einsatz von Medikamenten

In schwerwiegenden Fällen ist eine reine Verhaltensmodifikation allein nicht mehr ausreichend und macht den zusätzlichen Einsatz von Psychopharmaka notwendig. Hierbei ist jedoch zu beachten, dass die medikamentöse Therapie nicht unproblematisch ist und daher erfahrenen Tierärzten vorbehalten bleiben sollte.

6.4.8 Alternativmedizin und nutritive Ansätze

Prinzipiell ist auch bei ARV gegen den Einsatz von Alternativmedizin als unterstützende Maßnahme nichts einzuwenden (▶ Kap. 8). Nach eigener Erfahrung ist die Alternativmedizin alleine jedoch meist nicht ausreichend und sollte daher nur ergänzend zur Verhaltenstherapie eingesetzt werden. Es können unterstützend zur Verhaltenstherapie neben Bachblüten und Homöopathie immer auch Pheromone (z. B. Feliway®, CEVA; Zenifel®, Virbac) angewendet werden.

Nutritiv findet bei ARV der Einsatz von B-Vitaminen, Magnesium und L-Tryptophan, L-Theanin und Gamma-Aminobuttersäure (GABA) Anwendung (▶ Kap. 8.2). Da den ARV oftmals Ängste und hohe Erregungslagen zugrunde liegen, können zusätzlich zur Verhaltenstherapie Präparate wie Relaxan® (CP-Pharma), Sedarom direkt® (almapharm) oder Zylkene® (Vetoquinol) und auch das Futter Calm® von Royal Canin versucht werden. Diese sollen sich positiv auf das Nervensystem und den Stoffwechselhaushalt auswirken. Dennoch sollte nochmals darauf hingewiesen werden, dass es sich bei ARV um eine Erkrankung handelt, welche alleine mit Nahrungsergänzungsmitteln nicht zu behandeln ist.

6.5 Beispiele von abnormal-repetitiven Verhaltensweisen bei der Katze

6.5.1 Felines Hyperästhesie-Syndrom (Rolling Skin)

Die Ätiologie des felinen Hyperästhesie-Syndroms ist noch nicht im Detail geklärt und wird auch mit Epilepsie in Verbindung gebracht. Umso wichtiger ist eine medizinische Abklärung der betroffenen Tiere. Der Name „*Rolling Skin*" beschreibt das Erscheinungsbild, da bei vielen betroffenen Katzen aufgrund von muskulären Spasmen die Haut wellenartig über den Rücken läuft. Im Internet findet man unter den Stichwörtern „Hyperästhesie-Syndrom" oder „*Rolling Skin*" eine Vielzahl von eindrucksvollen Videos. Die Störung kann sich jedoch vielfältig äußern und gehört aufgrund der neurologischen Erscheinungen immer in die Hand eines erfahrenen Tierarztes.

Erscheinungsbild:

- *Rolling Skin*
- exzessives Miauen/Vokalisieren (▶ Abb. 6-11)
- Attackieren des eigenen Schwanzes
- Beißen in die eigenen Flanken
- nervöses Hin- und Herlaufen

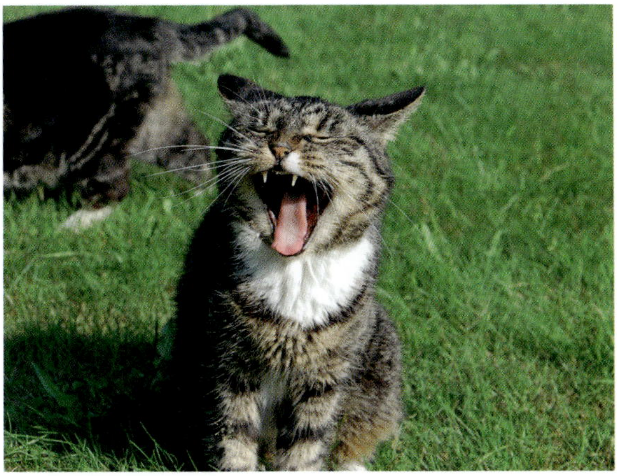

Abb. 6-11 Exzessives, gleichförmiges Vokalisieren kann auch ein Zeichen von ARV sein.

- Nägelbeißen und Haare ausrupfen
- Aufmerksamkeit gegenüber imaginären Objekten
- umgerichtete Aggression, z. B. gegenüber den Besitzern

Management:

- Ausschluss von organischen Differenzialdiagnosen durch den Tierarzt
- Bestrafung vermeiden
- Vermeidung der Auslöser
- Desensibilisierung und Gegenkonditionierung mithilfe eines Tierverhaltenstherapeuten
- Rückzugsort anbieten
- Auslastung durch Beschäftigung
- Alternativmedizin und Hilfsmittel (TTouch, Anxiety Wrap etc.)
- in schwerwiegenden Fällen Medikamente durch den Tierarzt

6.5.2 Feline psychogene Alopezie

Katzen sind im Allgemeinen sehr reinliche Tiere und verbringen daher viel Zeit mit der Körperpflege. Bei der psychogenen Alopezie putzt sich die Katze jedoch so ausgiebig, dass ausgedehnte haarlose Stellen, vor allem am Bauch, an den Oberschenkeln und am Schwanz, entstehen (▶ Abb. 6-12).

Bei den Ursachen spielen häufig Ängste, Konflikte und Frustrationen eine wichtige Rolle, die identifiziert und bestenfalls beseitigt werden sollten.

Erscheinungsbild:

- ausgedehnte haarlose Stellen, vor allem am Bauch und im hinteren Bereich des Körpers
- ausgerissene/abgebrochene Haare an den Gliedmaßen
- abgebissene Fingernägel

Management:

- Ausschluss von organischen Differenzialdiagnosen durch den Tierarzt
- Ängste identifizieren und die Auslöser beseitigen
- Stress vermeiden
- Desensibilisierung und Gegenkonditionierung der Auslöser mithilfe eines Tierverhaltenstherapeuten

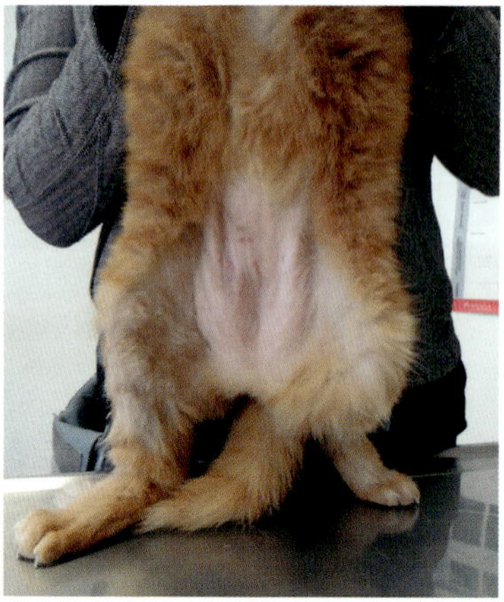

Abb. 6-12
Psychogene Alopezie

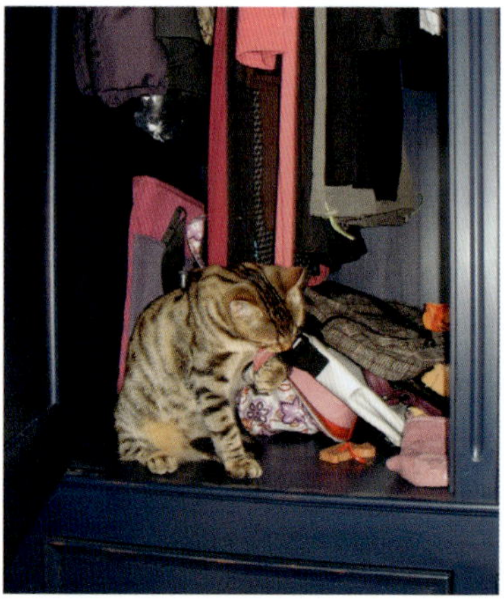

Abb. 6-13 Wool-sucking
(Saugen an Textilien)

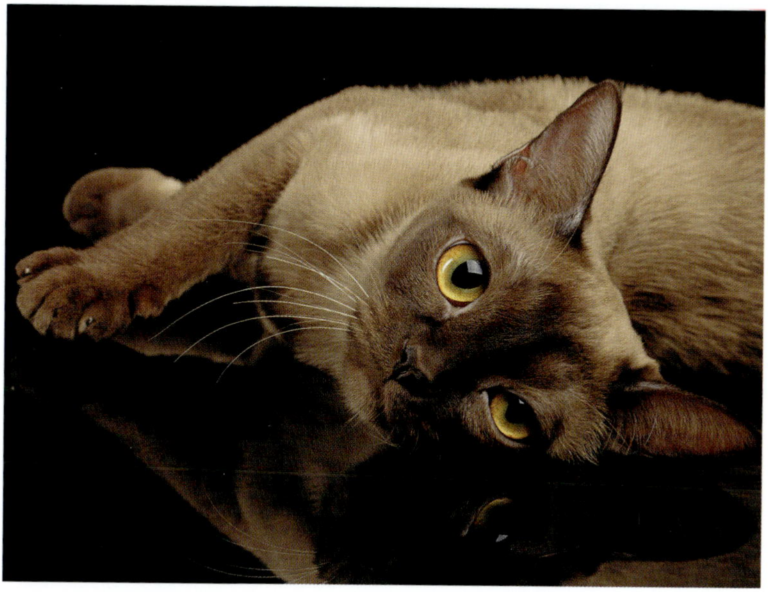

Abb. 6-14 Burmesen haben eine genetische Disposition für ARV.

- Auslastung durch Beschäftigung
- Ausweichmöglichkeiten und Rückzugsorte anbieten
- Alternativmedizin und Hilfsmittel (TTouch, Anxiety Wrap etc.)
- in schwerwiegenden Fällen der Einsatz von Medikamenten durch den Tierarzt

6.5.3 Wool-sucking und Pica

Auch bei Erscheinungsbildern wie Pica (Fressen von unverdaulichen Materialien) oder *Wool-sucking* (Nuckeln an Textilien) (▶ Abb. 6-13) können organische Erkrankungen (z. B. des Magen-Darm-Traktes) eine Rolle spielen. Wesentlich häufiger zeigen sie sich jedoch bei Ängsten und Konfliktsituationen oder bei Mangel an Beschäftigung. Siamesen und Burmesen (▶ Abb. 6-14) haben eine genetische Disposition für diese Art der ARV.

BEACHTE

Das Präparieren der Textilien/Materialien mit aversiven Gerüchen oder Geschmäckern kann zwar das Verhalten kurzzeitig unterbinden, beseitigt aber nicht die zugrunde liegende Ursache. Auch das Wegschließen der bevorzugten Gegenstände bekämpft nur zeitweise die Symptome, löst aber nicht das ursächliche Problem.

Erscheinungsbild:

- Nuckeln und Rupfen an Textilien
- Lecken oder Kauen an unverdaulichem Material (z. B. Kunststoff oder Papier/Pappe)
- Pica (z. B. Holz)

Management:

- Ausschluss von organischen Differenzialdiagnosen durch den Tierarzt
- Anreicherung des Futters mit Rohfasern
- Kanalisation des Verhaltens (z. B. auf einen Kong®)
- Vermeidung von Stress und Konfliktsituationen
- Desensibilisierung und Gegenkonditionierung der zugrunde liegenden Ängste mithilfe eines Tierverhaltenstherapeuten
- Auslastung durch Beschäftigung (z. B. durch Futtersuchspiele und *environmental enrichment*)
- orale Stimulation (z. B. durch Dental-Futter oder größere Fleischstücke)
- Alternativverhalten
- in schwerwiegenden Fällen Medikamente durch den Tierarzt

7 Verhaltensauffälligkeiten alternder Katzen

Waltraud Nüßlein

7.1 Allgemeine Einführung

Katzen altern langsam. Als Einzelgänger sind sie darauf angewiesen, möglichst lange fit für die Jagd zu bleiben. Lange sieht man ihnen keine Veränderungen an und der Zeitpunkt, wann eine Katze zum Senior wird, ist individuell sehr verschieden. Durch bessere medizinische Betreuung, hochwertiges Futter und intensive Pflege werden Katzen heute deutlich älter und können 15 Jahre, manche sogar über 20 Jahre alt werden.

Ab ca. zwölf Jahren beginnt aber meist der Alterungsprozess offensichtlich zu werden. Ab diesem Alter spricht man von einer alten Katze. Meistens hören und riechen die Katzen nicht mehr so gut, sie bewegen sich weniger und schlafen mehr. Auch ihre Fähigkeit, sich auf veränderte Umweltbedingungen einzustellen, nimmt ab.

Je eher wir Veränderungen oder Beschwerden bei unserer alten Katze erkennen, desto wirksamer können wir ihr helfen.

Folgende Fragen an den Besitzer können bei der **Einschätzung des individuellen Status** einer Katze helfen:

- Zeigt Ihre Katze noch Spielverhalten oder Jagdtrieb?
- Erreicht sie erhöhte Liegeplätze?
- Begrüßt Ihre Katze Sie, wenn Sie nach Hause kommen?

- Sucht sie vermehrt Ihre Nähe?
- Schläft sie mehr?
- Ist sie unruhiger?
- Vokalisiert sie mehr als früher?
- Erschrickt sie häufiger?
- Zeigt sie ein vermehrtes Wärmebedürfnis?
- Wie sind Appetit, Fress- und Trinkverhalten der Katze?
- Gibt es Veränderungen im Ausscheidungsverhalten?
- Hat die Katze ihr Gewicht gehalten?
- Hat sie Mundgeruch?

Dies alles sind typische Veränderungen bei alternden Katzen.

Es ist nicht immer leicht, zu entscheiden, ob die Verhaltensänderung durch die physiologische Alterung bedingt ist und sich im normalen Rahmen befindet oder schon eine pathologische Abweichung ist, die untersucht und behandelt werden sollte. Daher ist es ratsam, bei auffälligen Veränderungen die Katze zuerst von einem **Tierarzt** gründlich untersuchen zu lassen. Manchmal können solche Veränderungen reversibel sein, wenn die Grunderkrankung gefunden wurde und therapiert werden konnte. Erst danach sind weitergehende verhaltenstherapeutische Untersuchungen zu empfehlen, um die Ursache der Verhaltensänderung zu finden und zu behandeln.

7.2 Einfluss von gesundheitlichen Problemen auf das Verhalten

Alter ist keine Krankheit, aber im Alter nehmen die gesundheitlichen Einschränkungen zu. Verhaltensveränderungen sind daher häufig auch durch zugrunde liegende Erkrankungen bedingt. Die Konzentrationsfähigkeit der Nieren nimmt ab, deshalb beginnt die Katze mehr zu trinken. Die Kraft der Schließmuskeln lässt nach und so kommt es zu vermehrter Unsauberkeit. Das Herz ist nicht mehr so belastbar, der Blutdruck steigt und die Katze verliert anscheinend schnell die Lust am Spiel und schläft mehr. Auch die Muskulatur nimmt ab, was man besonders an den Hinterbeinen und im Gesicht der Katze gut sehen kann (▶ Abb. 7-1).

Viele ältere Katzen zeigen Einschränkungen in der Beweglichkeit, meist bedingt durch **arthrotische Veränderungen** in den Gelenken. Das führt dazu, dass sie sich nicht mehr so gründlich putzen oder sogar die ganze hintere Körperhälfte stark vernachlässigen. Das Fell wirkt dann oft struppig, da die Unterwolle nicht entfernt wird. Sie springen nicht mehr so gerne, was ihnen möglicherweise den Zugang zu ihren Lieblingsplätzen mit Aussicht erschwert. Das führt dann oft zu Frustration und Verunsicherung. Sie ziehen sich mehr zurück und suchen Schutz an abgelegenen Stellen der Wohnung.

PRAXISTIPP

Denken Sie an solche Probleme, besonders auch beim Handling in der Praxis. Da die Katze durch den Transport ohnehin angespannt ist, ist das Herausnehmen einer alten Katze aus dem Transportkorb für sie unter Umständen mit Schmerzen verbunden, die zu Abwehrreaktionen führen können. Lassen Sie die Katze selbstständig aus dem Korb kommen, auch wenn das manchmal etwas mehr Zeit in Anspruch nimmt. Alternativ ist es ratsam, den Deckel des Korbes abzunehmen und die Katze im Korb zu untersuchen. An der Körperhaltung lässt sich so nicht nur die psychische, sondern auch die physische Konstitution ablesen, da man die Katze im Korb nicht gleich fixieren muss.

Viele Katzen schätzen es sehr, wenn sie aktiv die Berührung mit unserer Hand aufnehmen können und reiben mit ihren Wangendrüsen daran (▶ Abb. 7-2). Da dies ein positiver Geruchsmarker ist, führt es zu weiterer Deeskalation. Auch langsames Streicheln über der Katze ohne Körperkontakt beruhigt diese.

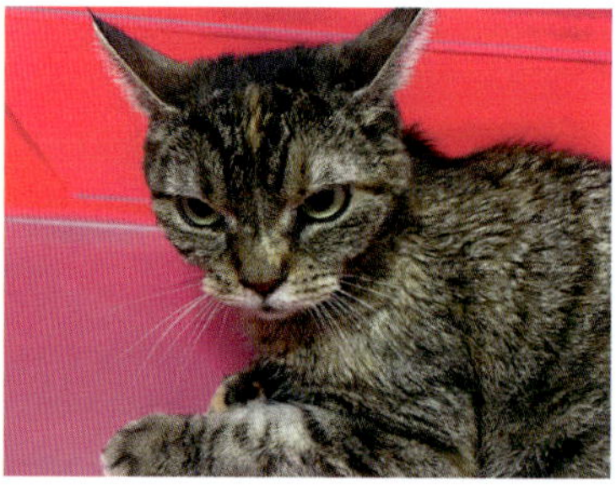

Abb. 7-1 Katze, 15 Jahre – deutlich zurückgebildete Gesichtsmuskulatur, leicht struppiges Fell, entspannte Körperhaltung

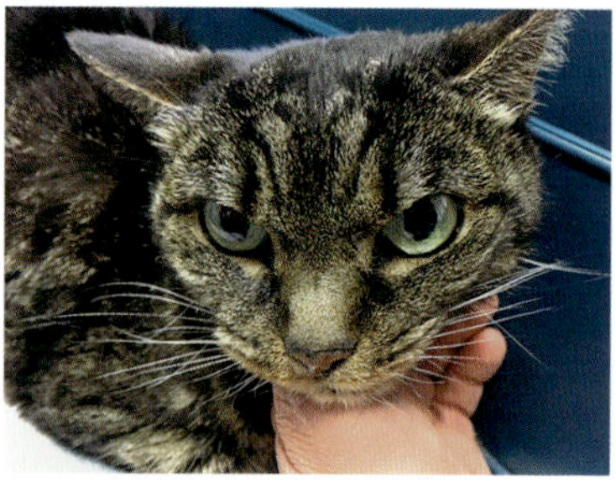

Abb. 7-2 Katze, 18 Jahre, aktive Kontaktaufnahme mit der Hand im oben geöffneten Transportkorb

Die nachlassende Effizienz der Niere führt zu vermehrter Wasseraufnahme und Urinabsatz, da die Niere den Urin nicht mehr ausreichend konzentrieren kann. Durch den veränderten Wasserhaushalt lässt auch die Elastizität der Haut nach. Dies führt zu einer veränderten Sensorik bei Berührungen. Trotz der häufig zu beobachtenden Zunahme des Schmusebedürfnisses, kann längeres Streicheln an einer Stelle sehr unangenehm sein und zu Abwehrreaktionen der Katze führen. Daher sollte man die Kontakte auf verschiedene Stellen verteilen und die Reaktion der Katze im Auge behalten.

BEACHTE

Besonders alte Katzen möglichst wenig festhalten oder manipulieren, selbstständig aus dem Korb kommen lassen oder den Deckel des Korbes abnehmen, sich langsam nähern und sie im vertrauten Geruch des Korbes untersuchen.

Durch den nachlassenden Geruchs- und Geschmackssinn werden alte Katzen oft sehr wählerisch beim Fressen. Allerdings sind auch die Zähne der alten Katze häufig ein Problem. Starke Beläge und die Entkalkung der Zahnsubstanz, besonders am Zahnhals, **FORL** genannt, werden oft von den Besitzern übersehen und führen zu teilweise massiven Entzündungen und Schmerzen in der Maulhöhle. Daher ist es wichtig, dieses bei der alten Katze regelmäßig von einem Tierarzt abklären zu lassen.

Auch der Stoffwechsel ändert sich und selbst Katzen, die früher eher gegen Übergewicht kämpfen mussten, können die Nährstoffe aus dem Futter nicht mehr so gut verwerten und verlieren an Gewicht. Auch die Hyperthyreose, eine Überfunktion der Schilddrüse, die bei alten Katzen häufig vorkommt, führt zu einem Gewichtsverlust, obwohl die Katzen meist sehr gut fressen. Leider bauen sie nicht nur Fettgewebe ab, sondern vor allem Muskelmasse, was zu weiterer Einschränkung der Mobilität führt.

Zusammenfassend kommen folgende **organische Erkrankungen** bei alten Katzen gehäuft vor und der Tierarzt sollte sie abklären, bevor das veränderte Verhalten therapiert wird:

- Niereninsuffizienz
- Herzinsuffizienz, erhöhter Blutdruck
- Arthrosen
- Sinneseinschränkungen
- Hyperthyreose
- Diabetes mellitus
- Tumoren
- Zahnprobleme
- virale Infektionen (felines Immundefizienz-Virus [FIV], Leukose, feline infektiöse Peritonitis [FIP])
- chronische Blasenentzündung

7.3 Kognitive Dysfunktion

Kognitive Dysfunktion werden altersabhängige, degenerative Veränderungen des zentralen Nervensystems und daraus folgende Verhaltensänderungen genannt. Es entspricht einer senilen Demenz beim Menschen. Sie ist gekennzeichnet durch einen progressiven **Abbau der Kognition** durch verminderte Zellregeneration. Störungen sind anfangs meist diskret und treten in verschiedenen Bereichen auf. Die Veränderungen sollten regelmäßig und häufig, meist täglich, über einen längeren Zeitraum beobachtet worden sein und unabhängig von körperlichen Störungen sein, wie z. B. Einschränkung der Sehfähigkeit. Etwa die Hälfte der Katzen über 15 Jahren leidet unter einer kognitiven Dysfunktion.

Das Erscheinungsbild dieser Erkrankung ist sehr vielfältig. Die Besitzer kommen häufig mit dem Vorbericht, dass ihre Katze oft herumwandert (▶ Abb. 7-3), manchmal nicht mehr zu wissen scheint, wo sie gerade ist, nachts viel schreit und nicht zur Ruhe kommt oder auch unsauber geworden ist. Diese Verhaltensweisen sind für die Besitzer sehr anstrengend und störend. Deshalb suchen sie Rat bei einem Tierarzt. Auf Nachfragen erfährt man aber meist auch, dass die Katze weniger spielt, sich häufig zurückzieht und tagsüber sehr viel schläft und gar nicht reagiert, wenn jemand nach Hause kommt. Diese Veränderungen sind aber für die Besitzer nicht störend, werden deshalb meist toleriert und damit erklärt, dass die Katze eben alt sei.

Die **Symptome** der kognitiven Dysfunktion können in folgenden Bereichen auftreten:

- räumliche Orientierungslosigkeit – die Katze findet bekannte Wege nicht mehr
- zeitliche Desorientierung – Veränderungen im Tag-Nacht-Rhythmus
- Verlust von Objektpermanenz – Objekte interessieren sie nicht mehr, sobald sie nicht mehr sichtbar sind, z. B. beim Spielen
- Veränderungen der sozialen Fähigkeiten wie Nichterkennen von Personen, Konzentrationsschwäche, evtl. verstärkte Aggression
- Stimmungsschwankungen, Zurückgezogenheit und Antriebslosigkeit

Management:

Da es sich um einen Abbau von Zellen handelt, lässt sich die kognitive Dysfunktion nicht heilen. Es gibt aber Psychopharmaka, wie die MAO-Hemmer (MAO: Monoaminooxidase), die einen günstigen Einfluss auf die Erkrankung nehmen können und nach sorgfältiger Abwä-

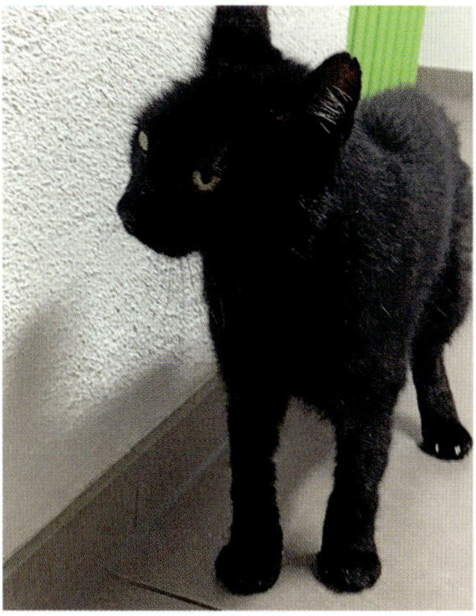

Abb. 7-3
Alte, desorientierte Katze

gung vom Tierarzt verordnet werden. Strafen sind nicht sinnvoll oder sogar kontraindiziert.

Hilfreich für die Katze sind:

- feste Tagesabläufe und möglichst wenig Veränderungen in ihrer Umgebung
- Katzentoilette leicht erreichbar machen
- Einstreu nicht zu tief, keine Deckel
- leicht zugängliche, warme Liegeplätze
- kurze Wege zu Wasser und Futter
- bei Desorientierung Lebensraum einschränken
- Spielzeiten abends vor dem Schlafen können helfen, die Katze müde zu machen
- evtl. Licht in der Nacht
- liebevolles Ansprechen, Zuwendung und viel Nachsicht

Therapie:

- Pheromone wie Feliway® (CEVA) oder Zenifel® (Virbac)
- Psychopharmaka wie MAO-Hemmer
- Nahrungsergänzungsmittel wie Ginkgo, Methionin und Antioxidanzien (▶ Kap. 7.7, ▶ Kap. 8.2)

BEACHTE

Die kognitive Dysfunktion ist eine degenerative Erkrankung des zentralen Nervensystems und kann nicht geheilt werden. Psychopharmaka können vom Tierarzt verschrieben werden. Strafen sind kontraindiziert. Viel Geduld, Zuwendung und Strukturierung des Alltags können aber der Katze helfen und das Zusammenleben mit ihr verbessern.

7.4 Ruhelosigkeit

Als Ruhelosigkeit bezeichnet man scheinbar unmotiviertes Herumlaufen der Katze, das über die normalen Erkundungsgänge hinausgeht. Bei den Erkundungsgängen laufen Katzen drinnen und draußen, häufig auch zu immer gleichen Zeiten, auf einem meist sehr festen, immer gleichen Weg ihr Revier ab. Dies dient draußen der Sicherung des Territoriums und wird dort meist mit Harn- und/oder Kotmarkierungen verbunden.

Bei der Ruhelosigkeit sind diese Muster meist nicht mehr erkennbar. Oft laufen die Katzen vor einer Wand hin und her oder im Kreis herum, ohne ihre Umgebung dabei richtig wahrzunehmen. Darin unterscheidet sich die Ruhelosigkeit von der Hyperaktivität der Katze, bei der das Verhalten von einer Hypervigilanz, einer Hypererregbarkeit, einer mangelnden psychomotorischen Kontrolle gekennzeichnet ist (▶ Kap. 3.6). Oft ist die Ruhelosigkeit auch kombiniert mit Vokalisieren (▶ Kap. 7.6).

Mögliche Ursachen:

- Schmerzen beim Hinlegen oder Liegen
- Nichterreichbarkeit von bevorzugten Liegeplätzen
- Probleme bei der Atmung
- Verhalten im Rahmen der kognitiven Dysfunktion (▶ Kap. 7.3)

Die physischen Grunderkrankungen sollte ein Tierarzt abklären und behandeln.

Management:
Versuchen Sie, es der alten Katze so einfach und gemütlich zu machen wie möglich.
- einfach zu erreichende, weiche und warme Liegeplätze
- strukturierter Tagesablauf
- feste Spielzeiten, kurze Einheiten, aber dafür häufiger
- abwechslungsreiche, interessante Spiele, die keine schnellen Wendungen und Sprünge erfordern, z. B. Futter einzeln durch die Wohnung rollen
- häufige Schmuseeinheiten

7.5 Unsauberkeit

Für die Unsauberkeit von Katzen gibt es viele mögliche Ursachen. Auch bei den Senioren sollte man zuerst überprüfen, ob es sich bei der Unsauberkeit um Urinabsatz oder um Markierverhalten handelt (▶ Kap. 3.2). Besonders bei alten Katzen sollte der Tierarzt zuerst die möglichen organischen Ursachen wie eine Blasenentzündung oder vermehrten Harndrang durch nachlassende Nierenfunktion abklären. Da durch solche Erkrankungen viel häufiger Urin abgesetzt wird, müssen die Katzentoiletten häufiger gereinigt werden oder es müssen mehr Katzentoiletten aufgestellt werden. Gerade bei den Senioren kommen aber zusätzlich noch andere Ursachen für die Unsauberkeit infrage (▶ Kap. 3.2, ▶ Kap. 5.6.2).

Mögliche Ursachen bei den Senioren:
- Klo wird durch andere Katzen kontrolliert, beim Verlassen des Klos kommt es zu Übergriffen
- Einstreu unangenehm
- Ort des Katzenklos vergessen oder schwer zugänglich
- Zeitpunkt der Ausscheidung nicht mehr mit Aufsuchen des Katzenklos verknüpft
- Inkontinenz (Nachlassen der Kontrolle über Ausscheidung)
- Probleme mit dem Katzenklo wie Höhe des Rands oder des Einstiegs, Größe oder räumliche Einschränkung durch einen Deckel

Management:
- keine Strafen!
- Einstreu, Standort, Größe und Form des Katzenklos verändern/verbessern
- zusätzliche Katzenklos aufstellen
- evtl. Verkleinerung des Lebensraums der alten Katze
- Futterzusätze mit Vitamin B

7.6 Vokalisation

Katzen vokalisieren untereinander hauptsächlich zur Brunstzeit oder bei territorialen Auseinandersetzungen. Im Zusammenleben mit dem Menschen miauen Katzen auch, um Aufmerksamkeit oder Futter zu bekommen. Bei den orientalischen Katzenrassen kommt es häufig vor, dass diese viel maunzen.

Bei alten Katzen, die viel schreien, sollte man folgende **Ursachen ausschließen**:
- intaktes Sexualverhalten
- Taubheit
- Erkrankungen wie Hyperthyreose, Bluthochdruck, Schmerzen
- Angst

Wenn die physischen Ursachen ausgeschlossen wurden, sollte man folgende Fragen stellen:
- Wann schreit die Katze? Tagsüber oder nachts?
- Schreit sie in Anwesenheit der Besitzer oder eher in deren Abwesenheit?
- Wie schreit sie? Sind es eher modulierte Töne oder schreit sie anhaltend laut und jaulend?

Wenn die Katze hauptsächlich in Anwesenheit des Besitzers schreit, so ist dies häufig ein Hinweis auf eine positive Verstärkung durch den Besitzer. Die Katzen haben gelernt, dass dieses Verhalten ihnen die Aufmerksamkeit des Besitzers garantiert. Das nennt man aufmerksamkeitsforderndes Verhalten (▶ Kap. 3.5). Dabei zeigen die Katzen eher modulierte und variationsreiche Töne, die eher für ein ritualisiertes Kommunikationsverhalten sprechen.

Bei Verdacht auf einen solchen Zusammenhang sollte ein verhaltenstherapeutisch ausgebildeter Tierarzt zu Rate gezogen werden, um eine gezielte Verhaltensmodulation der Besitzer zu erreichen.

Nächtliches Schreien kann auch dann auftreten, wenn dies die einzige Zeit für eine Interaktion mit dem Besitzer ist, da dieser tagsüber wenig zuhause ist.

Management:
Grundsätzlich ist das Vokalisieren ein normales Kommunikationsverhalten und bedarf keiner Therapie.

Bei deutlich übersteigertem Schreien, besonders nachts, sind folgende Maßnahmen zu empfehlen:

- gut gegliederte, ritualisierte Tagesabläufe
- Futtermanagement verändern, evtl. Futter verstecken, abends füttern oder mehrere Futterstellen etablieren
- Spielzeiten abends einführen
- evtl. nachts ein Licht an lassen
- Ignorieren bei aufmerksamkeitsforderndem Verhalten in Kombination mit dem Erlernen eines Alternativverhaltens (▶ Kap. 2)

Ein Infoblatt über das Zusammenleben mit alten Katzen zur Weitergabe an den Besitzer finden Sie auf tfa-wissen.de unter: svg.to/zusammenleben_alte_katze

7.7 Nahrungsergänzung und nutritive Therapie

In höherem Alter verändern sich viele Stoffwechselabläufe im Körper. Die Bildung verschiedener **Hormone** und **Neurotransmitter** geht zurück und beeinflusst die Stimmung und das Wohlbefinden unserer Senioren.

Auch die **Verdauung** verändert sich, wodurch die Aufnahme von Nährstoffen wie Fette und Eiweiße erschwert wird und die Stoffwechselrate sinkt. Das führt dazu, dass der Körper weniger Nährstoffe aufnimmt und dadurch vermehrt körpereigenes Fett und leider auch Muskelmasse abbaut.

Durch den nachlassenden Geruchs- und Geschmackssinn verliert die Katze oft auch ihren Appetit.

Folgende Hilfen können das Fressverhalten der Katze verbessern:

- hochwertiges, gut verdauliches Futter
- Futter etwas anwärmen, um den Geruch zu intensivieren
- Futter auf mehrere Mahlzeiten verteilen
- Futterspiele statt immer verfügbares Futter im Napf
- Wasseranteil erhöhen, evtl. Feuchtfutter zusätzlich mit Wasser verdünnen

Man kann versuchen, durch die Erhöhung des Anteils von Spurenelementen im Futter dem Nachlassen der Konzentration dieser Stoffe im alternden Stoffwechsel entgegenzuwirken. Im Handel werden diverse Spezialfutter angeboten. Seniorfutter hat z. B. meist einen reduzierten Anteil an Energie und zusätzlich oft einen reduzierten Phosphorgehalt, um die nachlassende Aktivität und die meist reduzierte Nierenleistung zu berücksichtigen.

Die Darmflora spielt eine große Rolle für die Verwertung von Futterbestandteilen. Bei einem hohen Anteil von Kohlenhydraten, die langkettige Zuckermoleküle darstellen, besteht die Gefahr der Erhöhung des pH-Wertes im Darm, wodurch das Wachstum von Clostridien und Hefepilzen begünstigt wird. Bei der dann bestehenden Dysbakterie kann es zu vermehrter Bildung von Gasen (Blähungen), zu Verstopfungen oder Durchfall kommen. Gezielte Diäten für Seniorenkatzen werden von vielen verschiedenen Herstellern angeboten. Zusätzlich sind auch Probiotika mit Bakterien, wie *Enterococcus faeces* auf dem Markt. Mit der Gabe solcher Mittel erhöht man die Konzentration dieser im Darm erwünschten Bakterien und hofft so, der Überwucherung durch unerwünschte Bakterien wie Clostridien einzudämmen.

Häufige Zusatzstoffe sind (▶ Kap. 8.2):

- stimmungsunterstützend: Tryptophan, Vitamine B_1, B_6, B_{12}, Zink, Lysin (Bierhefe, Lammfleisch)
- Stärkung des Immunsystems, Radikalfänger: Vitamin C, L-Carnithin, Vitamin E, Selen (z. B. Aktivait®)
- durchblutungsfördernde Mittel: Weißdorn, Taurin, Ginkgo, Ginseng (z. B. Karsivan®, Inucardin®)
- verdauungsfördernd: Rohfaser (Katzengras, Malzpaste)
- Zellstabilisation: Choline (z. B. Cholodin®)
- hautunterstützend: Biotin, Bierhefe, Fettsäuren, Fischöle
- Förderung der Beweglichkeit: Grünlippenmuschelextrakte (z. B. Canosan®)
- Probiotika: *Enterococcus faeces* (z. B. Enterogast® akut)

8

Ergänzende Therapien und Hilfsmittel

Daniela Zurr

8.1 Allgemeine Einführung

Verhaltensprobleme bei Katzen können therapeutisch auf unterschiedlichen Ebenen angegangen werden. Neben den klassischen Therapieverfahren, die in den vorangegangenen Kapiteln vorgestellt wurden, ist der Einsatz körpertherapeutischer Methoden, z. B. Massage, Tellington TTouch® und der Einsatz von Nahrungsergänzungsmitteln und Pheromonen in vielen Fällen sinnvoll. Wie bei allen anderen Verfahren auch, sollten zunächst körperliche Ursachen für das Verhaltensproblem ausgeschlossen oder ggf. therapiert werden, bevor ergänzende Therapien und Hilfsmittel zum Einsatz kommen. Den Therapieverfahren ist gemeinsam, dass sie weniger das konkrete Verhaltensproblem behandeln, als vielmehr das Stresslevel der Katze insgesamt senken und das Wohlbefinden verbessern sollen.

8.2 Nahrungsergänzungsmittel

Nahrungsergänzungsmittel sollten in Formulierungen verwendet werden, die die Katze freiwillig aufnimmt. Eine zwangsweise Eingabe bedeutet für die Katze erheblichen zusätzlichen Stress. Bei sehr wählerischen

Katzen sollte ein Medikamenteneingabetraining durchgeführt werden. Dies erfordert jedoch Grundlagenwissen zum Training und Ausdauer des Besitzers und eignet sich daher nicht als Lösungsansatz bei akuten Problemen. In den letzten Jahren sind zunehmend mehr Präparate auf den Markt gekommen, die viele Katzen gut aufnehmen. Grundsätzlich kann man dabei Präparaten mit nur einem Wirkstoff und Kombinationspräparate unterscheiden.

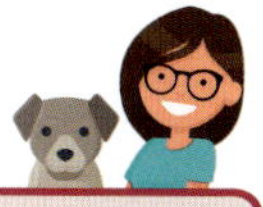

PRAXISTIPP

Nahrungsergänzungsmittel alleine sind in der Regel nicht ausreichend wirksam, sondern sollten immer in Kombination mit einer Verhaltenstherapie eingesetzt werden

8.2.1 Aminosäuren und Eiweiße

Aminosäuren sind die Ausgangssubstanzen für wichtige Botenstoffe im Nervensystem. Dementsprechend kann über das vermehrte Angebot bestimmter Aminosäuren das Verhalten beeinflusst werden. Beachtet werden sollte hierbei, dass die Wechselwirkungen zwischen den einzelnen Botenstoffen komplex sind und noch nicht vollständig verstanden werden. Mit dem Futter aufgenommene Aminosäuren müssen aus dem Darm resorbiert und durch Überwindung der Blut-Hirn-Schranke ins Gehirn transportiert werden. Hierbei konkurrieren die unterschiedlichen Aminosäuren um die Transportmoleküle.

Tryptophan ist die Ausgangsaminosäure für die Synthese des Botenstoffs Serotonin. Serotonin hat eine stimmungsaufhellende und antidepressive Wirkung. Durch die Tryptophangabe soll der Serotoninspiegel erhöht werden. Bei Hunden kann die Wirkung der Tryptophangabe durch eine kohlenhydratreiche Fütterung verbessert werden. Da Katzen als Fleischfresser eiweißreich und kohlenhydratarm gefüttert werden sollen, ist dies bei ihnen nicht zu empfehlen. Studien zur Wirkung bei Katzen liegen nicht vor. Tryptophan wird in der Regel in Kombination mit anderen Substanzen eingesetzt (▶ Kap. 8.2.2).

> **BEACHTE**
> Tryptophanhaltige Präparate dürfen nicht gemeinsam mit selektiven Serotoninwiederaufnahmehemmern gegeben werden.

L-Theanin ist eine Aminosäure, die in grünem Tee vorkommt. Sie wirkt entspannend, stessmindernd und leicht angstlösend. Sie steht als Monopräparat (Anxitane®, Virbac) und in verschiedenen Kombinationspräparaten zur Verfügung (▶ Kap. 8.2.2).

Alpha-Casozepin ist ein Extrakt aus Milcheiweiß und als Monopräparat (Zylkene®, Vetoquinol) sowie als Bestandteil einer Diät (Calm®, Royal Canin) erhältlich. In Letzterer ist zusätzlich ein erhöhter Tryptophangehalt gegeben. Calm® sollte laut Hersteller nicht bei wachsenden oder säugenden Katzen, Nierenerkrankungen, Bluthochdruck oder Herzinsuffizienz eingesetzt werden. Alpha-Casozepin ist ein gut wasserlösliches Pulver, das von den meisten Katzen problemlos aufgenommen wird. Es wirkt mild angstlösend und entspannend. Die Wirkung scheint dosisabhängig zu sein und höhere Dosierungen (bis 25 mg/kg) haben sich im klinischen Einsatz bewährt. Alpha-Casozepin kann bei ängstlichen Katzen und Konflikten innerhalb einer Katzengruppe auch langfristig gegeben werden.

> **BEACHTE**
> Alle Aminosäure- und Eiweißpräparate sollten mindestens eine Woche vor einem vorhersehbaren Stressereignis, z. B. Umzug, begonnen werden. Eine langfristige Gabe ist bei den meisten Präparaten in Absprache mit dem Tierarzt möglich.

8.2.2 Kombinationspräparate

Viele Kombinationspräparate enthalten **B-Vitamine** und **Magnesium**. Diese Komponenten sollen eine zusätzliche leicht stressmindernde und beruhigende Wirkung haben. Alleine zeigen sie jedoch keine ausreichenden Effekte. **Pflanzliche Wirkstoffe** wirken über unterschiedliche Mechanismen auf die Botenstoffe im Gehirn und beeinflussen somit das Verhalten. Pflanzliche Substanzen müssen bei Katzen wegen der reduzierten Abbaufähigkeit der Leber mit Vorsicht angewendet werden. Hinzu kommt, dass einige pflanzliche Wirkstoffe von Katzen sehr schlecht aufgenommen werden, daher ist die Anzahl von pflanzlichen Komponenten, die für Nahrungsergänzungsmittel bei Katzen verwendet werden, im Vergleich zu Hunden deutlich reduziert.

BEACHTE

Bei Katzen sollten keine Nahrungsergänzungsmittel für Hunde oder Menschen mit pflanzlichen Wirkstoffen eingesetzt werden.

Nahrungsergänzungsmittel für die Katze mit pflanzlichen Wirkstoffen sind z. B. Sedarom direkt®, (Almapharm; Melisse und Baldrian) oder KalmVet® (VetExpert; Kamille und Baldrian). Neben den pflanzlichen Wirkstoffen enthalten beide Präparate sowohl L-Theanin als auch Tryptophan. Sie können unterstützend bei Veränderungen im Lebensumfeld der Katze und bei ängstlichen Katzen eingesetzt werden.

8.3 Pheromone

Pheromone sind ein wichtiger Bestandteil der Kommunikation von Katzen. Es handelt sich um Geruchsstoffe, die direkt und unbewusst Stimmung, Emotionen und Verhalten beeinflussen. Synthetisch hergestellte Pheromone sind ein wichtiger Bestandteil der Verhaltenstherapie bei Katzen. Die Wirkung von Pheromonen hängt von zahlreichen

Faktoren ab. Sie sollten daher gezielt eingesetzt werden. In der Regel ist ihre Wirkung alleine nicht ausreichend, weshalb sie mit anderen Therapieverfahren kombiniert werden sollten. Momentan stehen für Katzen drei unterschiedliche Pheromone zur Verfügung.

8.3.1 Gesichtspheromone

Katzen produzieren an ihrer Wange Pheromone und gehen diese durch Reiben an Gegenständen an die Umwelt ab, wenn sie sich wohlfühlen. Die synthetische Nachbildung dieses Pheromons kann entweder durch einen Verdampfer im Raum verteilt oder durch ein Spray gezielt aufgetragen werden (Feliway Classic®, CEVA; Zenifel®, Virbac).

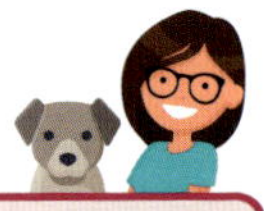

PRAXISTIPP

Pheromonsprays dürfen niemals direkt auf die Katze gesprüht werden. Werden Hände oder Gegenstände eingesprüht, darf die Katze zu diesen erst Kontakt haben, wenn das Spray abgetrocknet ist.

Mit dem Spray können die typischen Wege und Aufenthaltsorte der Katze und (nach gründlicher Reinigung) Orte, an denen die Katze unerwünscht harnmarkiert hat, behandelt werden. Der Verdampfer bietet die Möglichkeit, große Räume bis zu vier Wochen abzudecken.

8.3.2 Cat Appeasing Pheromon

Dieses Pheromon wird von der Mutterkatze im Gesäugebereich produziert und von den Welpen beim Säugen eingeatmet. Es fördert die soziale Bindung zwischen der Mutter und den Kitten und soll die soziale Harmonie innerhalb von Katzengruppen fördern. Es steht als Verdampfer zur Verfügung (Feliway Friends®, CEVA).

8.3.3 Interdigitales Pheromon

Wenn Katzen kratzmarkieren, hinterlassen sie sowohl optische als auch geruchliche Informationen durch das sogenannte interdigitale Signalpheromon. Eine natürliche Kopie dieses Signalpheromons ist als Feliscratch® (CEVA) verfügbar. Die Flüssigkeit ist zudem blau eingefärbt, um einen zusätzlichen optischen Reiz zu bieten. Feliscratch® kann benutzt werden, um das Kratzen an erwünschten Stellen, z. B. am Kratzbaum oder Kratzbrett, zu fördern. Zur Unterstützung kann zeitgleich auch die Anwendung von Feliway Classic® oder Zenifel® erfolgen.

8.4 Aromatherapie, Bachblüten, Homöopathie

Aromatherapie wirkt über Geruchsstoffe, die direkt das Gehirn beeinflussen. Durch diese können bestimmte Bereiche für die Katze geruchlich attraktiv gestaltet werden, z. B. durch die Verwendung von Katzenminze. Es muss unbedingt beachtet werden, dass der Geruchssinn von Katzen sehr viel besser ist als der des Menschen und Katzen eine reduzierte Abbaufähigkeit für ätherische Öle aufweisen. Daher müssen diese sorgfältig ausgewählt und minimal dosiert werden. Ihr Einsatz sollte Katzen-erfahrenen Therapeuten vorbehalten bleiben.

Bachblüten und Homöopathika können bei Katzen ergänzend zur Verhaltenstherapie eingesetzt werden. Durch den geringen Wirkstoffgehalt gibt es in der Regel keine Probleme bezüglich der reduzierten Abbaufähigkeit der Leber. Es sollten keine pauschalen Mischungen (z. B. Bachblütenmischung „Angst“) verwendet werden, sondern von einem erfahrenen Tierarzt eine an die einzelne Katze angepasste Therapie durchgeführt werden.

8.5 Hilfsmittel (Thundershirt®, Anxiety Wrap®, Körperband etc.)

Es gibt unterschiedliche Hilfsmittel, die durch das sensorische Feedback, das sie der Katze geben, entspannend wirken. Diese werden schon seit vielen Jahren erfolgreich bei Hunden eingesetzt. In den letzten Jahren gibt es zunehmend mehr Erfahrungen mit dem Einsatz bei Katzen. Grundsätzlich kann man eng und großflächig anliegende Hilfsmittel (z. B. Thundershirt®) und nur wenig Körperoberfläche bedeckende Hilfsmittel (z. B. Tellington-Körperband) unterscheiden. Diese Hilfsmittel eignen sich vor allem zur zeitweisen Unterstützung ängstlicher Katzen, z. B. bei Gewitter, Feuerwerk oder der Fahrt zum Tierarzt.

BEACHTE

Katzen müssen in kleinen Schritten mit Hilfsmitteln, wie z. B. dem Thundershirt®, vertraut gemacht werden. Andernfalls besteht die Gefahr, dass sie versuchen, zu fliehen oder zu erstarren. Zeigen Sie dem Tierhalter, wie er das Anlegen mit seiner Katze üben kann.

Ein Infoblatt über das Anlegen eines Tellington Körperbandes zur Weitergabe an den Besitzer finden Sie auf tfa-wissen.de unter: svg.to/tellington_koerperband

8.5.1 Thundershirt®

Das Thundershirt® (▶ Abb. 3-14, S. 70) hat gegenüber normalen Op-Bodys den Vorteil, dass es einen Klettverschluss vor der Brust und am Bauch hat und daher ohne es über den Kopf ziehen zu müssen, angelegt werden kann. Das Thundershirt® oder vergleichbare Produkte sollten so eng anliegen, dass ein leichter Druck auf den Körper ausgeübt wird. Gleichzeitig sollte sich die Katze nicht eingeengt fühlen. Eine gute Richtlinie ist, dass sich zwei Finger noch leicht zwischen Katze und

Thundershirt schieben lassen sollten. Vor dem ersten Anlegen sollte der Klettverschluss mit Abstand zur Katze mehrfach geöffnet und wieder geschlossen werden, um zu testen, ob die Katze sich vor dem Geräusch fürchtet. Falls dies der Fall ist, sollte auf ein anderes Hilfsmittel ausgewichen werden oder das Geräusch gegenkonditioniert werden. Das Tragen des Thundershirts ist für die tierärztliche Untersuchung eher hinderlich, weil ein Großteil des Körpers der Katze abgedeckt ist, hierfür eignet sich ein Tellington-Körperband besser.

8.5.2 Tellington-Körperband

Beim Tellington-Körperband handelt es sich um eine elastische Bandage, die je nach Katzengröße zwischen 2 und 4 cm breit ist. Es gibt diese in unterschiedlichen Farben und Qualitäten. Grundsätzlich sollte eine Bandage verwendet werden, die zwar elastisch ist, aber fest genug, dass sie auch nach mehrfachem Gebrauch ihre Form behält und nicht ausleiert. Bezugsquellen finden Sie z. B. unter benecura.de oder tellingtonshop.de.

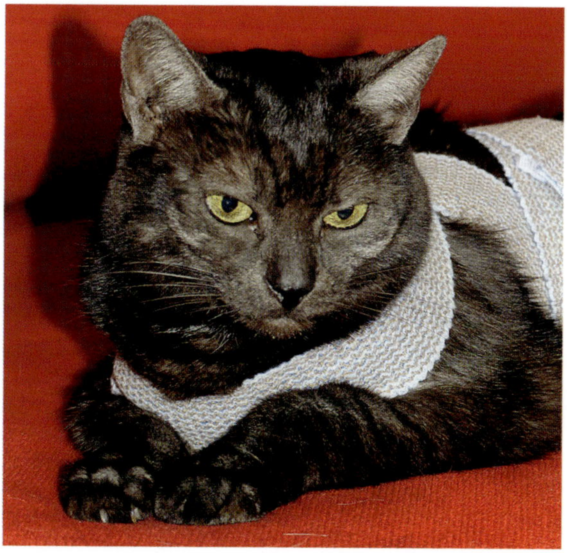

Abb. 8-1 Diese Katze trägt ihr Körperband entspannt.

Am häufigsten wird bei Katzen die „halbe Bandage“ verwendet. Diese wird vor die Brust gelegt, über den Schulterblättern gekreuzt und dann noch einmal um den Brustkorb gelegt (▶ Abb. 8-1).

BEACHTE

Katzen dürfen mit einem angezogenen Hilfsmittel niemals alleine gelassen werden.

8.6 Körpertherapien

Das körperliche Wohlbefinden beeinflusst auch das emotionale und psychische Befinden jedes Lebewesens. Daher kann über **körpertherapeutische Verfahren** auch das Verhalten von Katzen beeinflusst werden. Viele ängstliche oder nervöse Katzen haben auch körperliche Verspannungen oder Schmerzen. Ein Lösen dieser Verspannungen und eine Schmerztherapie sind wichtige Bausteine der Verhaltenstherapie. Da Katzen sehr sensibel auf die Körpersprache des Menschen reagieren, ist es unabhängig von der eingesetzten Technik extrem wichtig, dass der Mensch auf eine freundliche, nicht bedrohliche Körpersprache achtet und selber Gelassenheit und Ruhe ausstrahlt.

8.6.1 Tellington TTouch® Methode

Die Tellington TTouch® Methode wurde ursprünglich für die Arbeit mit Pferden entwickelt. Inzwischen wird die Methode bei zahlreichen Tierarten inklusive Katzen erfolgreich eingesetzt. Der **Tellington TTouch** (abgekürzt TTouch) besteht aus kreisenden, streichenden und hebenden Bewegungen. Im Gegensatz zu vielen Massagetechniken sind die Berührungen leicht, da auf die Zellen der Haut und Unterhaut eingewirkt werden soll. Auf diese sanften Berührungen lassen sich viele Katzen ein, selbst wenn sie sonst gegenüber Berührungen skeptisch sind. Der Erfahrung nach lösen die TTouches Spannungen und Ängste und aktivieren die Selbstheilungskräfte auf der Ebene der Körperzellen. Ziel des TTouches ist eine Verbesserung des Körpergefühls und des Wohlbefindens der Katze. Die Anwendung hat außerdem einen positiven Effekt auf die Beziehung zwischen Mensch und Katze. Die strukturierten Bewegungsabläufe helfen dem Tierhalter, sich auf seine Katze zu konzentrieren. Dies hat eine deutlich intensivere Wirkung als ein beiläufiges Streicheln der Katze, während der Tierhalter gleichzeitig mit seinen Gedanken anderweitig beschäftigt ist. Die Methode kann einerseits vorbeugend eingesetzt werden, um von Anfang an die Mensch-Katze-Beziehung positiv zu gestalten und dem Katzenwelpen zu helfen, zu einem gelassenen Individuum heranzuwachsen. Andererseits kann sie auch therapeutisch bei Ängsten, Unruhe und Konflikten zwischen Katzen eingesetzt werden. Außerdem kann der TTouch genutzt werden, um bei tierärztlichen Untersuchungen, Behandlungen und stationären Aufenthalten den Stress für die Katzen zu reduzieren.

Ein Infoblatt über das Anlegen eines Tellington-Körperbandes zur Weitergabe an den Besitzer finden Sie auf tfa-wissen.de unter: svg.to/tellington_koerperband

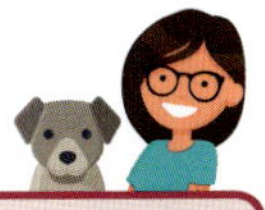

PRAXISTIPP

Die Grundlagen der Tellington TTouch® Methode sind leicht zu erlernen und erfolgreich einzusetzen. Für einen gezielten Einsatz in der Verhaltenstherapie ist eine intensive Beschäftigung und Weiterbildung notwendig.

Für Katzen, die sich ungern anfassen lassen, können für die ersten Berührungen „verlängerte Arme", z. B. Federn oder Pinsel (▸ Abb. 8-2) benutzt werden.

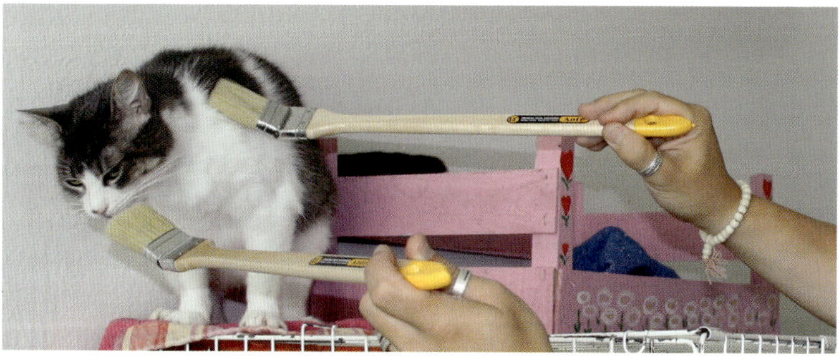

Abb. 8-2 Beim Erstkontakt zu scheuen Katzen eignen sich Pinsel oder Federn.

8.6.2 Basis-TTouch

Im Unterschied zum Streicheln wird beim Tellington TTouch die Haut in einem Eineinviertel-Kreis verschoben. Die Bewegung erfolgt in der Regel im Uhrzeigersinn. Insgesamt gibt es inzwischen über 30 TTouches. Diese tragen leicht zu merkende Tiernamen (▶ Abb. 8-3). Mit wenigen Ausnahmen werden bei allen beschriebenen TTouches die Bewegungen mit einer Hand ausgeführt, während die andere einen ruhigen Kontakt zum Tier hält. Die Auflagefläche der Finger oder Handfläche unterscheidet sich je nach erwünschtem Effekt und Größe des Tieres.

PRAXISTIPP
Scheue Katzen sollten zunächst mit der Handaußenseite berührt werden, sie scheinen zu spüren, dass sie so nicht festgehalten werden können und lassen Berührungen leichter zu.

Beim Ausführen des TTouches muss die Körpersprache der Katze sorgfältig beobachtet und das Vorgehen an die Reaktion der Katze angepasst werden. Zu Beginn eignen sich bei den meisten Katzen Berührungen in den Bereichen Kopf, Schulter und seitlicher Brustkorb am besten. Unter der TTouch-Behandlung sollte sich die Katze zunehmend entspannen. Anfangs ist es sinnvoll, wenige Minuten zu arbeiten und zu einem Zeitpunkt aufzuhören, an dem die Katze die Behandlung genießt. Das sensorische Input ist wesentlich intensiver als beim Streicheln und viele Katzen reagieren überfordert, wenn die Behandlung zu lange dauert.

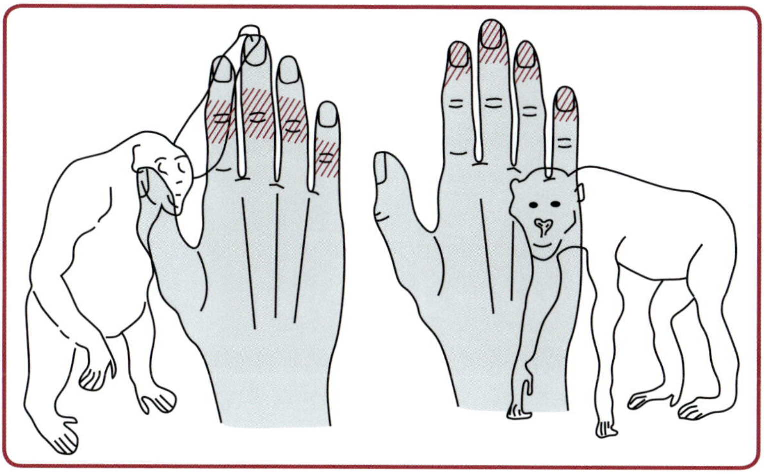

Abb. 8-3 Beispiele für TTouches mit der Fingeraußenseite sind der Schimpansen- und der Zwergschimpansen-TTouch.

Ein Infoblatt über die Tellington TTouch® Methode zur Weitergabe an den Besitzer finden Sie auf tfa-wissen.de unter: svg.to/ttouch

8.6.3 Andere Körpertherapien

Chiropraktische und osteopathische Techniken können ebenfalls bei Katzen eingesetzt werden. Diese können Verspannungen und Blockaden reduzieren und somit das Wohlbefinden verbessern. Allerdings setzt der Einsatz dieser Therapieverfahren voraus, dass sich die Katze entspannt vom Therapeuten anfassen und behandeln lässt.

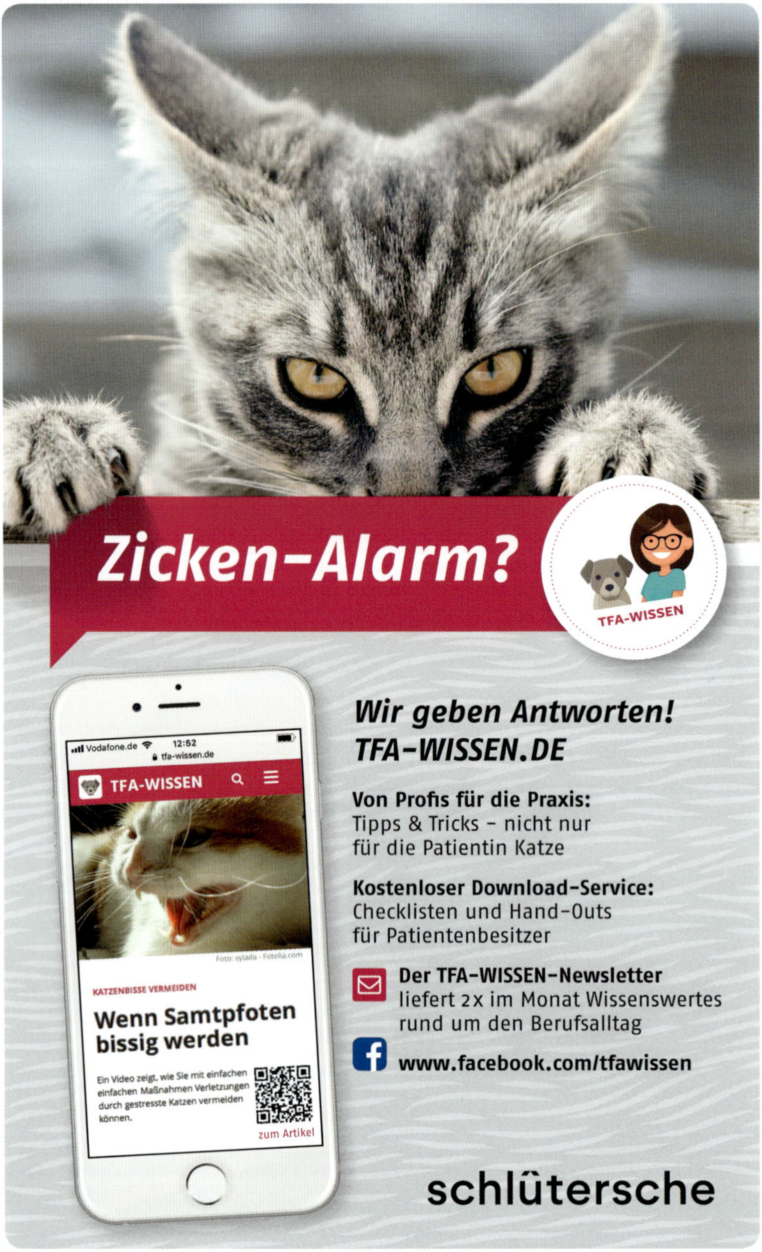

Zicken-Alarm?
TFA-WISSEN
Vodafone.de 12:52
tfa-wissen.de
TFA-WISSEN
Foto: sylada - Fotolia.com
KATZENBISSE VERMEIDEN
Wenn Samtpfoten bissig werden
Ein Video zeigt, wie Sie mit einfachen einfachen Maßnahmen Verletzungen durch gestresste Katzen vermeiden können.
zum Artikel
Wir geben Antworten!
TFA-WISSEN.DE
Von Profis für die Praxis:
Tipps & Tricks – nicht nur für die Patientin Katze
Kostenloser Download-Service:
Checklisten und Hand-Outs für Patientenbesitzer
Der TFA-WISSEN-Newsletter liefert 2x im Monat Wissenswertes rund um den Berufsalltag
www.facebook.com/tfawissen
schlütersche

Anhang

Glossar

Ambivalent: Das Tier schwankt zwischen zwei verschiedenen Gefühlen oder Antrieben. *Beispiel Katzenbuckel:* Ambivalenz zwischen Angriff und Rückzug.

Anflutungszeit: Zeit, die ein Medikament bis zur gewünschten Wirkung benötigt.

Arbeitsessen oder **Activity Feeding:** Einfacher Überbegriff für jegliche Strategien, die den Arbeits- und Zeitaufwand der Katze für den Futtererwerb erhöhen.

Arthrose: Degenerative Gelenkerkrankung, ein Verschleiß eines Gelenkes, der über das übliche Maß hinausgeht. Sie kann auch durch eine Entzündung entstehen und als Reaktion darauf kann es zu knöchernen Zubildungen kommen. Diese können in der Bewegung sehr schmerzhaft sein.

Aversion/aversiv: Aversion, bedeutet wörtlich „Abneigung" oder „Ekel". Eine Aversion ist meistens mit der Motivation verbunden, sich abzuwenden. Hinter Aversionen stehen meistens unangenehme oder verletzende Erfahrungen oder eine gelernte Verknüpfung (Konditionierung). Als „aversiv" können auch bestimmte Reize selbst bezeichnet werden, so kann beispielsweise Schmerz ein aversiver Reiz sein. Aversive Reize lösen eine Vermeidungsreaktion aus und werden möglichst gemieden.

Clostridien: Eine Bakterienart, die sich auch ohne Luft vermehren kann.

Compliance: Ist in der Medizin ein Oberbegriff für das kooperative Verhalten von Patienten im Rahmen einer Therapie, auch „Therapietreue" genannt. Hier sind es die Besitzer, die angesprochen werden „Gute Compliance" bedeutet konsequentes Befolgen und Umsetzen der empfohlenen Maßnahmen.

Deprivation: Es bestehen verschiedene Definitionen. Hier: Mangel bzw. Verlust an Zuwendung, Beschäftigungsmöglichkeiten und/oder Außenreizen.

Deprivationssyndrom (siehe auch Deprivation): Folge einer Deprivation, d. h. des Fehlens essenzieller Reize und Erfahrungen in der „sensiblen Phase" der Welpenentwicklung.

Desensibilisierung, systematische: Das Tier wird in ganz winzigen Schritten an den auslösenden Reiz gewöhnt.

Differenzialdiagnose: mögliche andere Diagnose (hier: andere, insbesondere medizinische Ursache für das Verhaltensproblem).

Disposition, genetische: vererbte Anfälligkeit bzw. Veranlagung (hier: ererbte Veranlagung für ein bestimmtes Verhalten)

Drohverhalten: Wird auch als „aggressive Kommunikation" bezeichnet und dient der Einschüchterung und Vertreibung eines als bedrohlich empfundenen Gegenübers. Es soll ohne direkte Kampfhandlungen Distanz schaffen oder aufrechterhalten.

Dysbakterie: gestörte, abweichende Bakterienflora in Mund, Rachen, Magen und/oder Darm

Emanzipation: Auftreten des abnormal-repetitiven Verhaltens, welches zunehmend unabhängig von den ursprünglich auslösenden Bedingungen wird und somit auch bei den besten Haltungsmöglichkeiten gezeigt werden kann.

Environmental enrichment: „Anreicherung der Umgebung". Die Tiere erhalten unterschiedliche Möglichkeiten der Beschäftigung, z. B. erhöhte Ebenen, Klettermöglichkeiten, Verstecke, Spielzeug etc.

Epigenetik: In der Epigenetik werden Umwelteinflüsse betrachtet, die eine Wirkung auf Gene haben und eine bessere Anpassung ermöglichen – z. B. wie aktiv ein Gen ist oder ob es gerade abgeschaltet ist.

Flooding: siehe Reizüberflutung

FORL: Feline odontoklastische resorptive Läsion. Diese bezeichnet Schmelzdefekte am Übergang zwischen Zahnschmelz und Zahnhals. Sie führen zur Auflösung und Zerstörung des Zahns.

Gegenkonditionierung: Veränderung des Gefühls oder des Verhaltens, das durch einen bestimmten Reiz ausgelöst wird. Bei der Gegenkonditionierung im Sinne einer klassischen Konditionierung wird mittels Futter oder Spiel ein neues, positives Gefühl gegenüber einem bislang z. B. mit Angst verbundenen Reiz bewirkt. Bei der Gegenkonditionierung im Sinne einer instrumentellen Konditionierung wird ein unerwünschtes Verhalten durch ein erwünschtes Verhalten ersetzt.

Habituation: *Bedeutung 1:* „Gewöhnung" an einen Reiz, der sich wiederholt, wobei die ursprüngliche Reaktion des Tieres immer schwächer wird. *Bedeutung 2:* Gewöhnung an Reize (Geräusche und Gegenstände) während der „sensiblen Phase" der Welpenentwicklung

Harnmarkieren: Sexuelles und soziales Ausdrucksverhalten der Katze, bei dem in aufrechter Körperhaltung mit Harn vorzugsweise senkrechte Stellen bespritzt werden. Sowohl Kater als auch Kätzin können mit Harn markieren.

Hyperthyreose: Überfunktion der Schilddrüse. Meist bedingt durch gutartige Vergrößerung der Schilddrüse und dadurch vermehrte Ausschüttung von Hormonen.

Kognition: Informationsverarbeitung. Zu den kognitiven Fähigkeiten gehören z. B. die Wahrnehmung, die Aufmerksamkeit, das Lernen, das Problemlösen, die Orientierung oder die Erinnerung. Treten dabei Fehler und Probleme auf, spricht man von einer kognitiven Dysfunktion.

Kritische Distanz: Ist diejenige Distanz, auf die sich ein Mensch (oder ein anderes Tier) nähern muss, um einen Angriff zu veranlassen. Sie tritt in der Regel nur auf, wenn das Tier an der Flucht gehindert wird. Ihre Größe hängt von vielen verschiedenen Faktoren ab (Art der Bedrohung, vorausgegangene Lernerfahrungen, „Tagesform" etc.). Die Annäherung an die kritische Distanz lässt sich am Ausdrucksverhalten des Tieres ablesen.

MAO-Hemmer: Dies sind Psychopharmaka, die bestimmte Enzyme (Monoaminooxidasen = MAO) im Körper hemmen und damit die Stimmung verbessern helfen.

neurovegetativ: Das vegetative (also unwillkürliche) Nervensystem betreffend.

Neurotransmitter: Botenstoffe im Gehirn

Pheromone: Chemischer Botenstoff (eine Art „Geruchsstoff") zur Übertragung von Informationen innerhalb einer Tierart.

Probiotika: Führen dem Tier Bakterienstämme zu, die in der normalen Darmflora stark vertreten sind und sorgen so für ein ausgewogenes Gleichgewicht gegen unerwünschte Bakterien.

Psychopharmaka: Auf die Psyche wirkende Arzneimittel.

Reizüberflutung: Bei der Methode der Reizüberflutung (auch „Flooding") wird das Tier dem furchtauslösenden Reiz in voller Stärke in einer Situation ausgesetzt, in der es sich diesem Reiz nicht entziehen kann.

Ressource: Ressourcen sind materielle oder immaterielle Güter, die für das Überleben notwendig sind. Zum Beispiel Futter, Wasser, ein Ruheplatz/Rückzugsort aber auch die eigene Unversehrtheit.

Sensorik: Die Aufnahme von Reizen über Sinnesorgane (hier Berührungsreize der Haut).

Soziale Kompetenz: Wird durch verschiedene Fähigkeiten bestimmt, die dazu dienen, in Kommunikations- und Interaktionssituationen die Bedürfnisse der beteiligten Individuen zu erkennen und entsprechend angepasst (quasi „zum Wohle Aller") zu reagieren.

Stereotypien: Willkürliche, wiederholte, stereotype, nicht funktionale und oft rhythmische Bewegungen, die nicht Teil einer anderen psychischen oder neurologischen Erkrankung sind. *Das abnormale Wiederholen bestimmter motorischer Reaktionen.*

Tellington-Körperband: Eine elastische Bandage, die mit leichtem Kontakt um den Katzenkörper gelegt wird und eine beruhigende Wirkung hat.

Tellington TTouch® Methode: Eine Körpertherapie, die mit sanften Bewegungen und Berührungen arbeitet.

Übersprungverhalten: Im Konflikt zeigt das Tier ein Verhalten aus einem völlig anderen Funktionskreis (z. B. wenn sich eine Katze im Konfliktfall anfängt zu putzen).

Unterstimulation: Unterangebot von Reizen

Verhaltensmodifikation: Veränderung des Verhaltens (eines Tieres), z. B. mithilfe von Trainingsmaßnahmen.

Vokalisieren: Wird bei der Katze mit „Stimmen machen“ übersetzt.

Zentrales Nervensystem (ZNS): Gehirn und Rückenmark

Zwangsstörungen: Impulse, die den Patienten immer wieder gleichförmig beschäftigen und dazu führen, dass Handlungen ständig wiederholt werden. *Das abnormale Wiederholen bestimmter Verhaltensziele*

Autorinnen

PD Dr. med. vet. Dorothea Döring

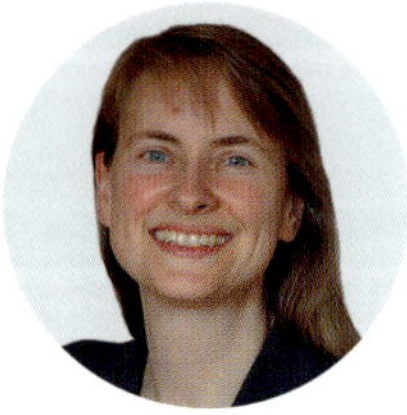

hat in Berlin Veterinärmedizin studiert, arbeitete und promovierte am Institut für Tierschutz, Tierverhalten und Labortierkunde der Freien Universität Berlin, ist Fachtierärztin für Verhaltenskunde und für Tierschutz und trägt die Zusatzbezeichnung Verhaltenstherapie. Seit 1999 ist sie am Lehrstuhl für Tierschutz, Verhaltenskunde, Tierhygiene und Tierhaltung der Tierärztlichen Fakultät der LMU München in Forschung und Lehre auf den Gebieten Ethologie, Tierschutz und Verhaltenstherapie tätig.

d.doering@lmu.de
www.tierhyg.vetmed.uni-muenchen.de

Dr. med. vet. Patricia Kaulfuß

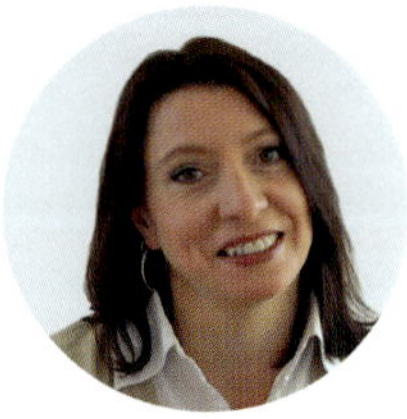

hat in Gießen studiert und über abnormal-repetitive Verhaltensweisen promoviert. Sie trägt die Zusatzbezeichnung Verhaltenstherapie, praktiziert in eigener Praxis in Mainz, ist Gutachterin bzw. Sachverständige für Sachkundenachweise und Wesenstests der Länder Hessen und Rheinland-Pfalz, gibt regelmäßig Seminare zu Verhaltensstörungen bei Hund und Katze für Tierärzte und Tiermedizinische Fachangestellte und ist Autorin zahlreicher Fachpublikationen.

kleintierpraxis-rheinallee@gmx.de
www.kleintierpraxis-rheinallee.de

Waltraud Nüßlein

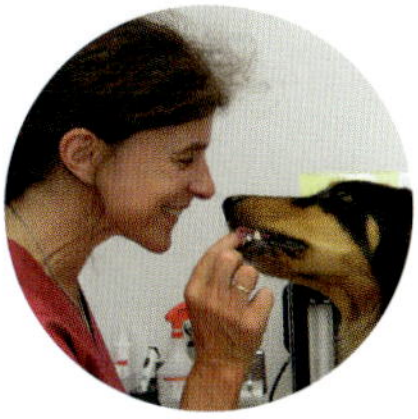

hat in Gießen Veterinärmedizin studiert, ist Tierärztin mit der Zusatzbezeichnung Tierverhaltenstherapie, arbeitete in verschiedenen Kleintierpraxen, bis sie 2010 in Koblenz eine eigene Praxis in einer kernsanierten ehemaligen alten Schule eröffnete, hält zahlreiche Vorträge und ist sachverständige Prüferin für Hundetrainer sowie Sachkundenachweise.

info@tierarztpraxis-nuesslein.de

www.tierarztpraxis-nuesslein.de

Dr. med. vet. Kerstin Röhrs

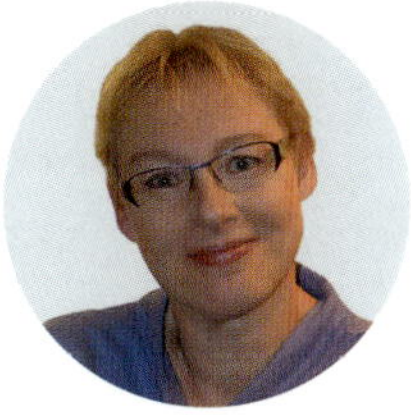

hat in Berlin studiert. Sie ist Fachtierärztin für Verhaltenskunde mit der Zusatzbezeichnung Verhaltenstherapie und betreibt eine Gemeinschaftspraxis mit angeschlossener Hundeschule in Hamburg. Außerdem gibt sie Seminare für Tierbesitzer und Hundetrainer, hält Vorträge für Tierärzte auf Fortbildungsveranstaltungen und ist Autorin mehrerer Ratgeber.

info@struppi-co-hundeschule.de

www.struppi-co-verhaltenstherapie.de

Dipl. Tierärztin Sabine Schroll

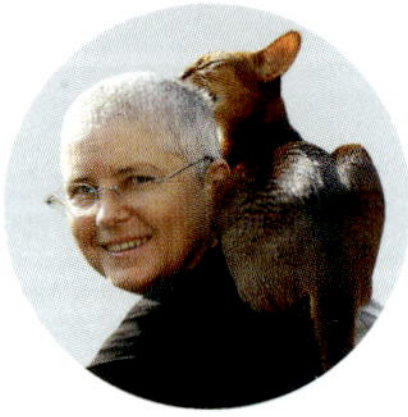

hat in Wien Veterinärmedizin studiert. Von der Gemischtpraxis ist sie in die Kleintierpraxis gewechselt. Nach einem Jahr Auszeit in den USA ist sie seit 2013 in einer reinen Praxis für Katzen sowie für Verhaltensmedizin für Hund und Katze in Krems/Donau angekommen. Sie ist Konsiliartierärztin an der Kleintierklinik Breitensee in Wien, hält Vorträge, gibt Seminare und ist Autorin verschiedener Bücher und Zeitschriftenbeiträge. Sie liebt die Natur und ist gern zum Fotografieren unterwegs.

vet@schroll.at

www.schroll.at

Dr. med. vet. Daniela Zurr

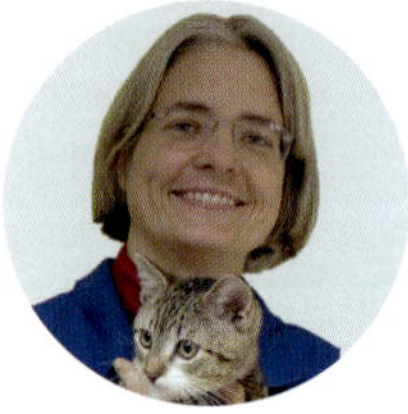

hat an der Tierärztlichen Hochschule Hannover studiert und promoviert. Sie trägt die Zusatzbezeichnung Verhaltenstherapie. Seit 2000 ist sie Tierärztin im Zentrum für Tiergesundheit Bräuninghof mit Arbeitsschwerpunkt ganzheitliche Verhaltenstherapie bei Haustieren und Exoten, Tellington TTouch Instructor, Vorstandsmitglied der Gesellschaft für Verhaltensmedizin und -therapie (GTVMT) sowie Herausgeberin und Autorin verschiedener Bücher und Buchkapitel.

tteam@web.de

www.die-tierischen.de/kleintierpraxis/

Sachverzeichnis

A

B

U

V

W

Z

Abbildungsnachweise

Abb. 1-1: Bruno R.B S. – stock.adobe.com

Abb. 3-1: cyanoclub – stock.adobe.com

Abb. 4-1: Evdoha – stock.adobe.com

Abb. 4-2: Dorothea Döring

Abb. 4-3: Alena Ozerova – stock.adobe.com

Abb. 4-4: DoraZett – stock.adobe.com

Abb. 5-1 bis Abb. 5-7: Dorothea Döring

Abb. 6-1a: Grigorita Ko – stock.adobe.com

Abb. 6-1b: K8most – stock.adobe.com

Abb. 6-2: Claudia Schindel

Abb. 6-3: Ilike – stock.adobe.com

Abb. 6-4: pimmimemon – stock.adobe.com

Abb. 6-5: Joanna Götz

Abb. 6-6: Claudia Schindel

Abb. 6-7a–c: Claudia Schindel

Abb. 6-8: Claudia Schindel

Abb. 6-9: Joanna Götz

Abb. 6-10 und Abb. 6-11: Simone Dauns

Abb. 6-13: Claudia Schindel

Abb. 6-14: seregraff – stock.adobe.com

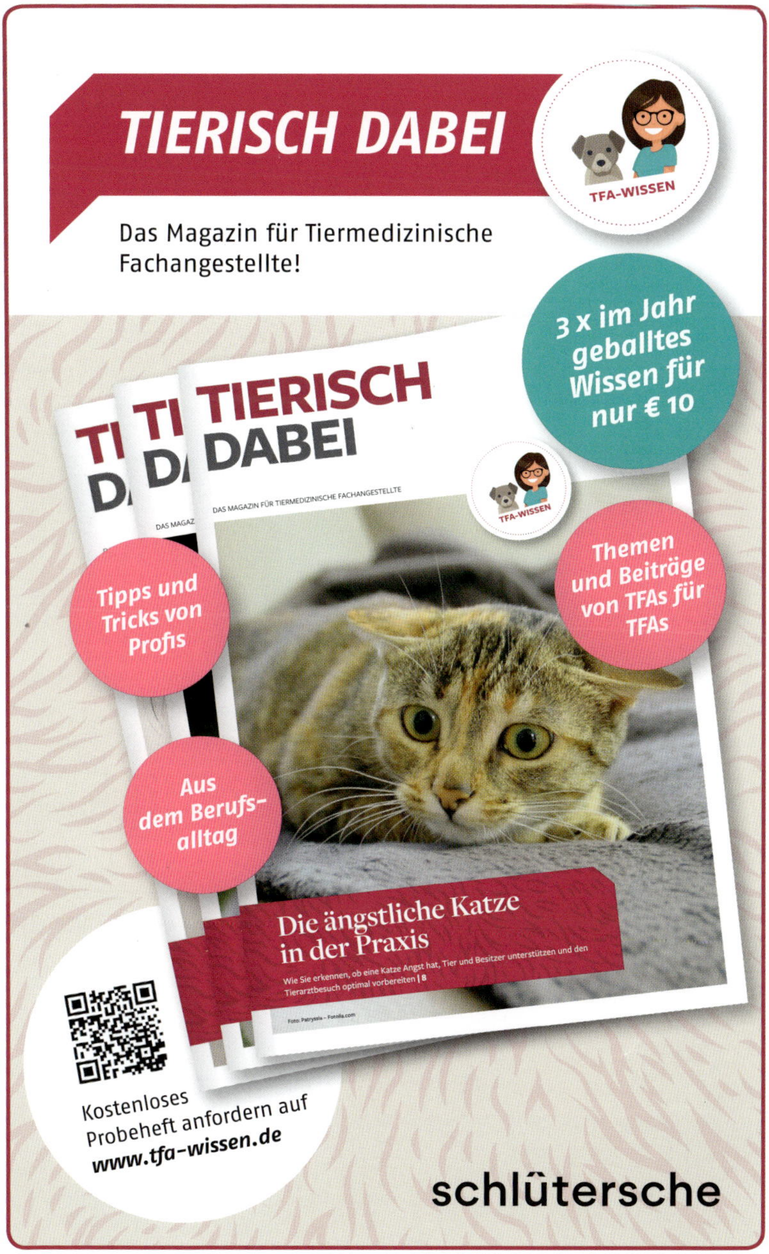
TIERISCH DABEI
TFA-WISSEN
Das Magazin für Tiermedizinische Fachangestellte!
3 x im Jahr geballtes Wissen für nur € 10
TIERISCH DABEI
DAS MAGAZIN FÜR TIERMEDIZINISCHE FACHANGESTELLTE
TFA-WISSEN
Themen und Beiträge von TFAs für TFAs
Tipps und Tricks von Profis
Aus dem Berufsalltag
Die ängstliche Katze in der Praxis
Wie Sie erkennen, ob eine Katze Angst hat, Tier und Besitzer unterstützen und den Tierarztbesuch optimal vorbereiten | 8
Kostenloses Probeheft anfordern auf www.tfa-wissen.de
schlütersche